Vivre Avec Le Diabète De Type 1 et 2 :

Régime, Alimentation et Exercices

Mise à jour mai 2021
ISBN : 9781089039150

Dépôt légal mai 2021

Table des matières :

Introduction :

Le diabète est une maladie chronique qui ne guérit pas, mais que l'on peut traiter et contrôler. Dans ce livre vous allez tout apprendre pour bien vivre avec votre diabète de type 1 et 2 et, vous allez tout savoir sur les aliments qu'il faut manger et ceux qu'il faut éviter selon leur indice de glycémie (IG).

Ce guide pratique est destiné aux personnes diabétiques de type 1 et 2 sous insulinothérapie intensive. Vise la compréhension de la méthode avancée du calcul des glucides basée sur leurs effets sur la glycémie (taux de glucose dans le sang) durant les deux heures suivant leur ingestion.et inclut des exercices pour faciliter sa mise en application dans des situations concrètes de la vie quotidienne. Et propose des solutions pour soulager les maux de dos avec des exercices sportifs faciles à la portée de tout le monde pour éliminer la douleur au niveau de la colonne lombaire - la colonne thoracique et la colonne cervicale.

Le diabète est causé par un manque ou un défaut d'utilisation d'une hormone appelée insuline. L'insuline est produite par le pancréas. Elle permet au glucose (sucre) d'entrer dans les cellules du corps pour qu'il soit utilisé comme source d'énergie. Chez une personne non diabétique, l'insuline remplit bien son rôle et les cellules disposent de l'énergie dont elles ont besoin pour fonctionner. Lorsqu'il manque d'insuline ou qu'elle n'accomplit pas sa fonction de façon efficace, comme c'est le cas chez une personne diabétique, le glucose ne peut pas servir de carburant aux cellules. Il s'accumule alors dans le sang et entraîne une augmentation du taux de sucre (hyperglycémie).

À la longue, un taux de sucre élevé dans le sang entraîne certaines complications, notamment au niveau des yeux, des reins, des nerfs, du cœur et des vaisseaux sanguins. Il existe différents types de diabète soit le prédiabète, le diabète de type 1, de type 2, le diabète de grossesse et d'autres types plus rares

Chapitre 1 :

Les différents types de diabète

Types de diabète

○ **Prédiabète**

Les personnes atteintes de prédiabète ont une glycémie supérieure à la normale mais insuffisante pour établir un diagnostic de diabète. Cette condition augmente le risque de développer un diabète de type 2, une maladie cardiaque et un accident vasculaire cérébral.

Le prédiabète est également appelé glycémie à jeun avec facultés affaiblies (IFG: impaired fasting glucose) ou altération de la tolérance au glucose (IGT : Impaired Glucose Tolerance), en fonction du test utilisé pour le diagnostiquer. Certaines personnes ont à la fois IFG et IGT

- L'IFG est un trouble dans lequel la glycémie est élevée (100 à 125 mg / dL) après un jeûne pendant la nuit, mais n'est pas assez élevée pour être classée dans la catégorie du diabète. L'ancienne définition de l'IFG était de 110 mg / dL à 125 mg / dL

- L'IGT est une condition dans laquelle la glycémie est élevée - 140 à 199 mg / dL - après un test (OGTT :

11

Oral Glucose Tolerance Test) de 2 heures, mais n'est pas assez élevée pour être classée comme diabète.

Le prédiabète devient de plus en plus courant aux États-Unis. Le département américain de la Santé et des Services sociaux estime qu'au moins 57 millions d'adultes américains âgés de 20 ans ou plus étaient atteints de prédiabète en 2007. Les personnes atteintes de prédiabète sont susceptibles de développer un diabète de type 2 dans les 10 prochaines années, à moins de prendre des mesures préventives ou préventives retarder le diabète.

La bonne nouvelle est que les personnes atteintes de prédiabète peuvent faire beaucoup pour prévenir ou retarder le diabète. Des études ont clairement montré que les personnes peuvent réduire leur risque de développer le diabète en perdant 5 à 7% de leur poids corporel en raison d'un régime alimentaire et d'une activité physique accrue. Une importante étude portant sur plus de 3 000 personnes atteintes a révélé que le régime alimentaire et les exercices entraînant une perte de poids de 5 à 7% - environ 4 à 7 kg chez une personne pesant 90 kg l - diminuaient l'incidence du diabète de type 2 de près de 60%. Les participants à l'étude ont perdu du poids en réduisant leur apport en calories et en calories et en faisant de l'exercice (la plupart d'entre eux ont choisi de marcher) au moins 30 minutes par jour, 5 jours par semaine.

○ **Diabète de type 1 :**

Le diabète de type 1 est une maladie auto-immune. Une maladie auto-immune se produit lorsque le système de lutte contre l'infection, le système immunitaire, se retourne contre une partie du corps. Dans le cas du diabète, le système immunitaire attaque et détruit les cellules bêta productrices d'insuline dans le pancréas. Le pancréas produit alors peu ou pas d'insuline. Une personne atteinte de diabète de type 1 doit prendre de l'insuline quotidiennement pour vivre.

À l'heure actuelle, les scientifiques ne savent pas exactement ce qui pousse le système immunitaire de l'organisme à attaquer les cellules bêta, mais ils croient que des facteurs auto-immuns, génétiques et environnementaux, éventuellement des virus, sont impliqués. Le diabète de type 1 représente environ 5 à 10% du diabète diagnostiqué aux États-Unis. Il se développe le plus souvent chez les enfants et les jeunes adultes mais peut apparaître à tout âge.

Les symptômes du diabète de type 1 se développent généralement sur une courte période, bien que la destruction des cellules bêta puisse commencer des années plus tôt. Les symptômes peuvent inclure une soif et une miction accrues, une faim constante, une perte de poids, une vision floue et une fatigue extrême. Si elle n'est pas diagnostiquée et traitée à l'insuline, une personne atteinte de diabète de type 1 peut sombrer dans un coma diabétique menaçant le pronostic vital, également appelée acidocétose diabétique.

○ Diabète de type 2 :

Le diabète de type 2 est la forme de diabète la plus répandue. Environ 90 à 95% des personnes atteintes de diabète ont le type 2. Cette forme de diabète est le plus souvent associée au vieillissement, à l'obésité, aux antécédents familiaux de diabète, aux antécédents de diabète gestationnel, à l'inactivité physique et à certaines ethnies. Environ 80% des personnes atteintes de diabète de type 2 sont en surpoids.

Le diabète de type 2 est de plus en plus diagnostiqué chez les enfants et les adolescents, en particulier chez les jeunes afro-américains, mexicains et insulaires du Pacifique.

Lorsque le diabète de type 2 est diagnostiqué, le pancréas produit généralement suffisamment d'insuline, mais pour des raisons inconnues, le corps ne peut pas utiliser l insuline efficacement, une condition appelée résistance à l insuline. Après plusieurs années, la production d'insuline diminue. Le résultat est le même que pour le diabète de type 1 : le glucose s'accumule dans le sang et le corps ne peut pas utiliser efficacement sa principale source de carburant.

Les symptômes du diabète de type 2 se développent progressivement. Leur apparition n'est pas aussi soudaine que dans le diabète de type 1. Les symptômes peuvent inclure fatigue, mictions fréquentes, soif et faim accrues, perte de poids, vision trouble et guérison lente des plaies ou des plaies. Certaines personnes ne présentent aucun symptôme.

○ **Diabète gestationnel :**

Certaines femmes développent un diabète de grossesse en fin de grossesse. Bien que cette forme de diabète disparaisse généralement après la naissance du bébé, les femmes qui ont eu un diabète gestationnel ont entre 40 et 60% de chances de développer un diabète de type 2 d'ici 5 à 10 ans. Maintenir un poids corporel raisonnable et être physiquement actif peuvent aider à prévenir le développement du diabète de type 2.

En France, environ 3 à 8% des femmes enceintes développent un diabète gestationnel. Comme pour le diabète de type 2, le diabète gestationnel survient plus souvent dans certains groupes ethniques et chez les femmes ayant des antécédents familiaux de diabète. Le diabète gestationnel est causé par les hormones de la grossesse ou par un manque d'insuline. Les femmes atteintes de diabète gestationnel peuvent ne présenter aucun symptôme.

○ **Diabète auto-immune latent chez l'adulte (LADA), également appelé type 1.5**

Les personnes atteintes de LADA (Latent Autoimmune Diabetes in Adults) présentent des signes de diabète de type 1 et de type 2. Le diagnostic survient généralement après l'âge de 30 ans. Les chercheurs estiment qu'environ 10% des personnes chez lesquelles un diabète de type 2 a été diagnostiqué sont atteintes de LADA. Certains experts estiment que le LADA est un type de diabète de type 1 en développement lent car les patients possèdent des anticorps contre les cellules bêta du pancréas produisant l'insuline.

La plupart des personnes atteintes de LADA produisent toujours leur propre insuline lors du premier diagnostic, comme celles atteintes de diabète de type 2. Au début de la maladie, les personnes atteintes de LADA n'ont pas besoin d'injections d'insuline. Au lieu de cela, ils contrôlent leur glycémie grâce à la planification des repas, à l'activité physique et aux médicaments antidiabétiques oraux. Cependant, plusieurs années après le diagnostic, les personnes atteintes de LADA doivent prendre de l'insuline pour contrôler leur glycémie. À mesure que la LADA progresse, les cellules bêta du pancréas ne produisent plus d'insuline car le système immunitaire de l'organisme les a attaquées et détruites, comme dans le diabète de type 1.

Types moins courants de diabète :

Diabète causé par des défauts génétiques de la cellule bêta.

Les défauts génétiques de la cellule bêta provoquent plusieurs formes de diabète. Par exemple, les formes monogéniques de diabète résultent de mutations ou de modifications d'un seul gène. Dans la plupart des cas de diabète monogénique, la mutation du gène est héritée. Dans les autres cas, la mutation du gène se développe spontanément. La plupart des mutations dans le diabète monogénique réduisent la capacité du corps à produire de l'insuline. Les tests génétiques peuvent diagnostiquer la plupart des formes de diabète monogénique.

NDM et MODY sont les deux principales formes de diabète monogénique :

Le NDM est une forme de diabète qui survient au cours des six premiers mois de la vie. Les nourrissons atteints de NDM ne produisent pas assez d'insuline, ce qui entraîne une augmentation de la glycémie. Le NDM peut être confondu avec le diabète de type 1 beaucoup plus courant, mais le diabète de type 1 survient généralement après les 6 premiers mois de la vie.

Le diabète de type MODY est une forme particulière de diabète, différent du diabète auto-immun de type 1. Il est en rapport avec une anomalie de la régulation de la sécrétion d'insuline. C'est une forme rare de diabète (moins de 2% des diabètes sucrés). Il se manifeste dès l'enfance ou l'adolescence, d'où le nom : Maturity-Onset Diabetes of the Young, ou diabète de type adulte chez le jeune. C'est un diabète familial, avec une hérédité « autosomique dominante ». Il concerne la moitié des personnes de chaque génération d'une même famille, dans les deux sexes.

Le syndrome MODY survient généralement à l'adolescence ou au début de l'âge adulte. Cependant, MODY reste parfois non diagnostiqué plus tard dans la vie. Il a été démontré qu'un certain nombre de mutations génétiques différentes du gène MODY limitent la capacité du pancréas à produire de l'insuline. Ce processus entraîne une glycémie élevée caractéristique du diabète.

Un certain nombre de types de diabète résultent d'anomalies génétiques dans l'action de l'insuline. Des modifications du récepteur de l'insuline peuvent provoquer une hyperglycémie légère - une glycémie élevée - ou un diabète grave. Les symptômes peuvent inclure des acanthosis nigricans, une affection de la peau caractérisée par des plaques cutanées noircies et, chez la femme, des ovaires hypertrophiés et kystiques, accompagnés d'une virilisation et du développement de caractéristiques masculines telles qu'un excès de pilosité. Deux syndromes chez les enfants, le lépréchaunisme et le syndrome de Rabson-Mendenhall, provoquent une extrême résistance à l'insuline.

Diabète Causé Par Des Maladies Du Pancréas :

Les traumatismes ou les maladies du pancréas peuvent causer le diabète. Cette catégorie comprend la pancréatite, l'infection et le cancer du pancréas. La fibrose kystique et l hémochromatose peuvent également endommager le pancréas suffisamment pour causer le diabète.

Le diabète causé par les endocrinopathies :

Des quantités excessives de certaines hormones qui agissent contre l'action de l'insuline peuvent provoquer le diabète. Ces hormones et leurs affections connexes incluent l'hormone de croissance dans l'acromégalie, le cortisol dans le syndrome de Cushing, le glucagon dans le glucagonoma et l'épinéphrine dans le phéochromocytome.

Diabète causé par des médicaments ou des produits chimiques

Un certain nombre de médicaments et de produits chimiques peuvent interférer avec la sécrétion d'insuline, entraînant le diabète chez les personnes présentant une résistance à l'insuline. Ces médicaments et produits chimiques incluent la pentamidine, l'acide nicotinique, les glucocorticoïdes, les hormones thyroïdiennes, la phénytoïne (Dilantin) et le Vacor, un poison pour le rat.

Diabète Causé Par Des Infections :

Plusieurs infections sont associées à la survenue de diabète, notamment la rubéole congénitale, le virus Coxsackie B, le cytomégalovirus, l'adénovirus et les oreillons.

Types rares de diabète à médiation immunitaire :

Certains troubles à médiation immunitaire sont associés au diabète. Environ un tiers des personnes atteintes du syndrome de l'homme rapide développent un diabète. Dans d'autres maladies auto-immunes, telles que le lupus érythémateux aigu disséminé, les patients peuvent présenter des anticorps anti-récepteurs d'insuline qui provoquent le diabète en interférant avec la liaison de l'insuline aux tissus corporels.

Autres syndromes génétiques parfois associés au diabète

De nombreux syndromes génétiques sont associés au diabète. Ces affections incluent le syndrome de Down, le syndrome de Klinefelter, la chorée de Huntington, la porphyrie, le syndrome de Prader-Willi et le diabète insipide.

Chapitre 2 :

Alimentation et Régime diabétique

Régime diabétique

L'alimentation est un élément très important dans le traitement du diabète. Il détermine le maintien de la concentration appropriée de glucose et de lipides dans le sang et les valeurs optimales de la pression artérielle. Un régime bien choisi réduit le risque de complications diabétiques, ainsi que le risque de maladies vasculaires. Le modèle de nutrition approprié joue également un rôle important dans la prévention et le traitement des complications chroniques du diabète (microangiopathie, rétinopathie et néphropathie diabétique).

Il est extrêmement important de composer des repas pour tenir compte de vos préférences alimentaires individuelles. Cela augmente considérablement la probabilité que vous suiviez votre régime avec des précautions particulières, et les écarts par rapport aux recommandations ne constitueront que des épisodes individuels. Faites attention à la teneur totale en calories du régime alimentaire, à la répartition des repas pendant la journée et aux sources d'énergie de base les plus appropriées pour la compensation métabolique du diabète.

Le régime alimentaire des diabétiques est une forme particulière de nutrition qui constitue un élément important dans la prévention du diabète. Les personnes ayant reçu un diagnostic de diabète devraient consulter leur menu avec leur médecin afin d'éviter les pointes de glycémie dangereuses et de réduire ainsi le risque de complications diabétiques. Le diagnostic du diabète nécessite un changement radical des habitudes alimentaires et il peut leur falloir un certain temps pour s'y habituer. Il convient de rappeler quelques règles qui vous aideront.

Glucides - oui mais quoi ?

Dans le cas du diabète, le type de glucides revêt une importance particulière. Il devrait être considérablement réduit, et si possible - éliminer complètement les glucides (sucres) simples. Ceux-ci incluent des gâteaux, des petits pains sucrés, du chocolat, des bonbons, ainsi que des conserves de fruits sucrées (confitures, confiture de prunes, marmelades, conserves) et du miel.

Votre régime alimentaire devrait être composé de glucides complexes :

> - Pain à base de farine complète
> - Pain Graham
> - Gruau
> - Céréales épaisses (sarrasin, orge, orge perlé)
> - Riz brun

> Macaronis de blé semi-complet en gratin

Ils contiennent beaucoup de fibres alimentaires, améliorant les paramètres du métabolisme des lipides (réduction du cholestérol total et de la fraction athéroscléreuse des LDL) et régulant le fonctionnement du tractus gastro-intestinal.

L'indice glycémique des glucides

L'indice glycémique des glucides est un facteur important dans le choix des produits de votre alimentation. Consommez des glucides avec l'indice glycémique le plus bas (voir le chapitre de l'indice de glycémie et les tableaux ci-dessous). N'oubliez pas que les glucides à indice glycémique élevé augmentent rapidement le taux de glucose dans le sang, ce qui contribue à la sécrétion de l'insuline et à une réduction soudaine du taux de glucose. Cela intensifie le sentiment de faim et la consommation d'une quantité incontrôlée de nourriture est donc très probable.

Les personnes atteintes de diabète devraient consommer principalement des glucides à faible indice glycémique. Ils procurent une plus grande sensation de satiété, minimisent la sécrétion d'insuline après un repas, retardant ainsi l'apparition de la faim. De nombreuses études indiquent également qu'un régime alimentaire à faible indice glycémique améliore la sensibilité à l'insuline (sensibilité des tissus à l'insuline).

Les Lipides (Quelle graisse) ?

Les graisses constituent un groupe très hétérogène de produits chimiques et leurs propriétés pour la santé diffèrent considérablement. Diminuer la consommation de graisses d'origine animale, dites acides gras saturés, car ils augmentent la concentration de cholestérol total dans le sang, en particulier sa fraction athérogène - LDL. Ce groupe de produits comprend : le lait entier, le beurre, la crème, le bacon, le saindoux, ainsi que les viandes et fromages gras (fromages jaunes et bleus complets). Évitez également les galettes, les saucisses, le pâté de foie, les champignons, le jambon, le bacon, le salami et les saucisses rurales. Les acides gras trans, présents principalement dans les graisses réductrices, les fast-foods et les margarines dures, sont également dangereux.

Un groupe séparé est constitué d'acides gras mono et polyinsaturés. De nombreuses études leur attribuent des propriétés favorables à la santé. Ils réduisent le cholestérol total et LDL. Une importance particulière est accordée aux acides gras polyinsaturés Oméga-3 présents dans les poissons et Oméga-6 présents principalement dans les huiles végétales. Les plus grandes quantités d'acides

Oméga-3 polyinsaturés se trouvent dans les poissons de mer. Ceux-ci incluent le saumon, le thon, les sardines, le hareng et le maquereau. Ces acides ont un effet bénéfique non seulement sur le système cardiovasculaire. De nombreuses études indiquent qu'elles affectent également le bon fonctionnement du système nerveux, en particulier du cerveau et des yeux, et renforcent le système immunitaire.

Pour utiliser toutes ces propriétés, mangez du poisson au moins deux fois par semaine. Les acides polyinsaturés Oméga-6 proviennent de l'huile de maïs, de l'huile de tournesol, de l'huile de soja, des noix de Grenoble et des graines de citrouille.

Pour utiliser toutes ces propriétés, mangez du poisson au moins deux fois par semaine. Les acides polyinsaturés Oméga-6 proviennent de l'huile de maïs, de l'huile de tournesol, de l'huile de soja, des noix de Grenoble et des graines de citrouille.

Quelle protéine ?

Les viandes maigres et les produits laitiers maigres constitueront une bonne source de protéines dans votre alimentation. Pour le dîner, préparez une portion de poulet, de dinde ou de poisson. De temps en temps, le bœuf et le veau maigres sont également autorisés. Pour le deuxième petit-déjeuner, il vaut la peine d'inclure du yaourt naturel, du kéfir ou du babeurre, mais c'est plus naturel. Les fruits, pour faire ressortir leur goût et leur arôme, sont édulcorés avec une grande quantité de sucre ou d'autres édulcorants.

Il existe également des graines de légumineuses riches en protéines végétales, malheureusement un peu oubliées dans notre cuisine. Essayez de manger des pois, des lentilles et du soja au moins une fois par semaine. En plus de la grande quantité de protéines, c'est également une source précieuse de vitamines (du groupe B) et de minéraux (calcium, phosphore, fer).

Et qu'en est-il de l'alcool ?

Vous allez sûrement trouver des conseils bidons qui vous disent qu'un verre de temps en temps ne vous fera pas mal mais c'est complètement faux. Une personne atteinte de diabète ne devrait pas consommer d'alcool. L'alcool inhibe la production et la sécrétion de glucose par le foie, ce qui peut entraîner une hypoglycémie. Vous ne pouvez pas vous permettre de boire un verre de vin avec un repas, même s'il est dilué avec de l'eau. Alors PAS D'ALCOOL.

Comment préparer les repas ?

La meilleure méthode de cuisson dans votre cas est la suivante : cuisson, ragoût, griller, cuire sans ajouter de graisse, préparer dans le papier cuisson, cuire au four et utiliser des plats ne nécessitant pas l'emploi de graisse.

Essayez de réduire les matières grasses : Remplacez la crème naturelle par du yaourt naturel, choisissez des viandes maigres, de la charcuterie et des fromages chez les artisans ou faites maison. Si vous préparez des légumes, essayez de ne pas les faire trop cuire. Une température élevée et un temps de cuisson prolongé augmentent l'indice glycémique de l'aliment. Les fruits doivent être consommés en quantités limitées (jusqu'à 300 g par jour) et le moins possible. Plus le fruit est mûr, plus l'indice glycémique est élevé.

Rappelez-vous !

1. Un régime alimentaire pour diabétiques n'est rien de plus qu'un mode d'alimentation sain, qui devrait être utilisé à la fois par les personnes malades et en bonne santé. Mangez des repas régulièrement à des heures fixes - c'est-à-dire que vous éviterez le risque d'hypoglycémie (souvent, peu souvent) (selon les instructions du médecin, consommez 3 à 5 repas par jour). Évitez les sucreries, les glucides à indice glycémique élevé et les acides gras saturés.

2. Pour éviter le surpoids et, par conséquent, l'obésité, ne dépassez pas vos calories quotidiennes.

3. Si vous êtes obèse, réduisez votre apport calorique (il est préférable de consulter un spécialiste qui fixera votre apport calorique quotidien et équilibrera votre régime afin qu'il serve votre santé et ne vous nuise pas).

4. Essayez de manger les repas les plus variés. Faites attention non seulement à la quantité, mais aussi à la qualité des repas consommés - faites attention aux vitamines, aux minéraux, aux acides gras polyinsaturés, aux fibres et aux autres ingrédients alimentaires bénéfiques.

Diabétique et Médicament :

Un traitement adéquat du diabète doit reposer principalement sur la modification du régime alimentaire, puis sur la sélection des médicaments appropriés.

- Jusqu'à la découverte de l'insuline en 1921, le régime alimentaire était en réalité le seul moyen de traiter le diabète. Eh bien, lorsque le patient établit d'abord un menu, puis choisit le médicament pour lui. Le traitement repose sur un régime alimentaire équilibré pour les diabétiques. En cas de détection précoce, il pourrait même remplacer le traitement pharmacologique pendant un certain temps.

Types de régime Diabétique :

En raison du type de diabète, chaque cas est différent. Le menu pour les personnes souffrant de diabète de type 1 et de type 2 est similaire. Dans le cas du type I, le régime alimentaire doit être strictement respecté.

- **Diabète de type I** :

Le diabète de type I affecte généralement les jeunes - il survient lorsque les cellules responsables de la production d'insuline sont détruites. La maladie est le plus souvent génétiquement conditionnée.

- **Diabète de type II** :

Le diabète de type II est principalement touché par les personnes de plus de 40 ans en surpoids et hypertendues. Le pancréas produit de l'insuline, mais les tissus ne réagissent pas. Nous achetons ce type de diabète avec des kilogrammes, c'est pourquoi il est si important de changer le régime alimentaire du patient.

Caractéristiques du régime diabétique :

La norme dans les régimes pour diabétiques est la consommation de cinq à sept repas par jour à des heures prédéfinies de la journée - nous mangeons moins, mais plus souvent. Il est également important de maintenir un équilibre dans l'apport en nutriments individuels, par exemple les glucides.

Les diabétologues devraient nous dire quels produits nous devrions consommer, dans quelles portions et à quelle heure. Le plus important, cependant, est la discipline calorique des repas et la valeur de l'index glycémique. N'oubliez pas les vitamines B, la biotine, l'acide folique, les vitamines C et E et les minéraux :

- Magnésium,
- Zinc,
- Chrome.
- Sélénium.

Alimentation diabétique - qu'est-ce qui est permis ? :

Les diabétiques devraient manger :

Les produits contenant beaucoup de fibres, qui abaissent la glycémie, vous donnent une sensation de satiété et préviennent la constipation ;

- Gâteaux de grains entiers, gruau d'avoine ;
- Viande - maigre,
- Poisson ;
- Produits laitiers,
- Légumes,
- Fruits ;
- Produits cuits à la vapeur, grillés et cuits au four.

Que faut-il éviter dans un régime pour diabétiques ?

Les patients qui ont besoin de changer leur régime alimentaire et de l'adapter au diabète devraient l'éviter :

- ➤ Viande grasse et abats ;
- ➤ Fromage jaune, produits laitiers gras ;
- ➤ La restauration rapide ;
- ➤ Des plats frits ;
- ➤ De grandes quantités de sel, de pommes de terre et d'œufs ;
- ➤ Sucres, desserts ;
- ➤ Boisson gazeuse ;
- ➤ L'alcool.

Il peut être difficile de passer soudainement à un régime composé de cette façon, surtout pour les personnes habituées à manger des sucreries. - Dans ce cas, vous pouvez édulcorer avec un édulcorant plutôt qu'avec du saccharose, ajouter du son d'avoine à la pâte ou remplacer la farine blanche par de la farine complète.

Comment planifier un régime pour diabétiques ?

Il peut être difficile de s'habituer à un nouveau régime, il est donc conseillé d'utiliser des échangeurs diététiques qui équilibrent la quantité de protéines, de graisses et de glucides ayant un pouvoir calorifique similaire. Rappelez-vous, cependant, qu'un tel déménagement devrait être consulté par un médecin.

- Parfois, les patients abandonnent un produit lorsqu'ils constatent qu'il contient beaucoup de glucides. Entre-temps, il faut faire la distinction entre les glucides simples et les glucides complexes. Les diabétiques devraient se méfier des glucides simples. Les complexes sont absorbés beaucoup plus lentement et moins dangereusement, bien sûr en quantité raisonnable.

L'alimentation des diabétiques ne doit pas nécessairement être ennuyeuse, mais il est nécessaire de la considérer dans son ensemble et d'utiliser des produits provenant de cinq groupes principaux : les aliments contenant de l'amidon, les fruits et légumes, la viande, la volaille et le poisson.

Les techniques les plus efficaces pour bien se nourrir

Un petit guide pour une nutrition adéquate non seulement pour les diabétiques.
Recommandations nutritionnelles recueillies pour tout le monde (ne s'appliquent pas aux personnes ayant une alimentation spécialement sélectionnée compte tenu de l'entité maladie existante, par exemple, l'ulcère peptique, etc.)

1. Nombre de repas : 3-4-5 repas par jour. Les pauses ne dépassent pas 3 heures.
2. Important - nous prenons des repas régulièrement et à intervalles réguliers.
3. Glucides - nous mangeons principalement des complexes avec un faible indice glycémique.
4. Pain de blé entier (attention au pain noir !).
5. Protéines - fromage maigre, yogourt nature, kéfir, babeurre.
6. Graisses - acides gras polyinsaturés. Huiles végétales,
7. Viandes (dinde, poulet, bœuf, porc maigre) en sauce et poisson sans enrobage.
8. Nous mangeons des fruits (surtout ceux à indice glycémique élevé) jusqu'à midi.
9. Légumes crus sous forme de salades, salades ...

10. Nous éliminons les yaourts aux fruits et achetons du muesli (notez la composition - élimination totale du sirop de glucose-fructose).
11. Collations - concombres hachés, chou-rave, etc.
12. Nous éliminons l'achat de jus de fruits et de boissons gazeuses - une bonne alternative : de l'eau au citron, du thé vert.
13. Dîner 2 heures avant le coucher - principalement des glucides complexes.
14. 30 min avant de manger, nous buvons un verre d'eau.
15. Nous mangeons lentement et progressivement. Célébration - légèrement insatisfait.
16. Ajout possible à 15-20 minutes du repas.
17. Exercice sans restriction - manger 1h30 avant et immédiatement après.
18. La bonne quantité de sommeil est une recette pour le bon fonctionnement du corps

Régime diabétique - exemples de recettes

Délicieux petit déjeuner - omelette

- **Ingrédients** : 2 œufs (entiers) ; 3 plus gros champignons ; 2 fines tranches de Jambon de dinde cuit, 2 cuillères à soupe de farine de riz ou d'épeautre ; quelques cuillères à soupe de lait ; le persil ; épices (sel ordinaire, vous pouvez ajouter du basilic), huile d'olive Extra Vergine, sur laquelle nous allons faire revenir une omelette.

- **Préparation de l'omelette :** séparez les jaunes des blancs, les jaunes mélangés à de la farine, du jambon (préalablement haché) et des champignons - toutes les saveurs sont au goût. Fouetter les blancs d'œufs et ajouter délicatement à la masse d'œufs - mélanger. Versez le tout dans une casserole bien chauffée.

Valeurs pour ce plat

- Energie : 415 kcal
- Protéines : 27g
- Glucides : 40g
- Graisse : 15g

Déjeuner - Bouillie à la goulache de poulet

- **Ingrédients :** 100 g de filet de poitrine de dinde (sans peau) ; 35 g de gruau de sarrasin ou de mil (sec) ; tomate ; une demi-petite courgette ; cinq champignons ; 2 cuillères à soupe de son d'avoine ou d'épeautre, de l'huile d'olive de friture ou de l'huile de colza (cuillère), des épices et des légumes préférés.

- **Préparation :** la dinde doit être coupée en fines lanières et assaisonnée de vos épices préférées, et doit être cuite sans graisse, avec addition d'eau. Ensuite, lorsque la viande est ramollie, ajoutez des morceaux de légumes et continuez à manger. À la fin, mettez le son, les légumes verts, et assaisonnez d'huile à votre goût.

Valeurs pour ce plat

- ➢ Energie : 550 kcal
- ➢ Protéines : 35g
- ➢ Glucides : 50g
- ➢ Graisse : 20g

Dîner - Sandwiches avec salade et yaourt naturel

- ➢ **Salade :** 100 g de laitue, petite tomate, 4 radis, basilic (mélangez le tout).
- ➢ **Sandwichs :** 2 tranches de pain croquant, deux tranches de saucisse maigre, par exemple de la dinde et deux feuilles de laitue.
- ➢ **Petit yaourt naturel (150 g) :** vous pouvez y mettre des fruits de saison et des flocons d'avoine, d'épeautre ou de millet.

Valeurs de ce diner :

- ➢ **Energie** : 295 kcal
- ➢ **Protéines :** 12g
- ➢ **Glucides :** 42g
- ➢ **Graisse** : 8g

Chapitre 3 :

Les différents types de diabète

Index glycémique

Quel est l'index glycémique des glucides ?

L'indice glycémique (IG) est défini comme la surface sous la courbe de réponse glycémique mesurée pendant 120 minutes après l'ingestion de 50 g des glucides assimilables contenus dans le produit testé et exprimée par rapport à la réponse glycémique à la même quantité de glucides (50 g) derivée du produit de référence, qui est : le glucose le plus commun (IG = 100).

L'indice glycémique est calculé en divisant l'aire sous la courbe glycémique du produit testé par le champ analogue sous la courbe glycémique du glucose, puis en multipliant par 100.

L'indice glycémique est calculé à partir de la formule
IG = glycémie après avoir consommé des aliments test × 100 glycémies après avoir mangé un aliment de référence

L'indice glycémique est le pourcentage de la vitesse à laquelle la glycémie augmente après l'ingestion des produits par rapport à l'augmentation qui suit une consommation de la même quantité de glucides que le glucose pur. Le petit IG indique une augmentation plus faible de la glycémie postprandiale. Ainsi, l'indice glycémique classe les produits alimentaires en fonction de leur effet sur la glycémie et du moment du changement.

Comment choisir des glucides "plus sains" ?

Les produits à indice glycémique élevé (par exemple, bière, pommes de terre au four, frites, chips, baguette blanche, carotte cuite, maïs soufflé, melon d'eau, citrouille, etc.) sont rapidement digérés et absorbés par le tube digestif. Il y a une augmentation rapide de la glycémie postprandiale, une sécrétion d'insuline rapide, puis une réduction rapide de la glycémie, ce qui entraîne une augmentation de la sécrétion de glucagon et de l'appétit.

Les produits à faible indice glycémique (légumes verts, tomates, carottes crues, courgettes, ail, abricots frais, pâtes de soja, pâtes al dente, pain de seigle complet, etc.) ralentissent l'absorption du glucose et entraînent une légère augmentation de la glycémie et de l'insulinémie post-prandiales.

On a supposé que le glucose IG était égal à 100. Les produits dont l'indice glycémique est inférieur à 50 sont appelés des produits avec un petit IG (ces choix doivent être choisis lors de la préparation d'un menu du jour). Ceux dont l'IG est compris entre 55 et 70 sont des produits à indice glycémique moyen (nous les choisissons de temps en temps), alors que lorsque l'IG est supérieur à 70, le produit appartient au groupe ayant un indice glycémique élevé (ces produits doivent être choisis sporadiquement).

> IG glucose = 100
> IG <50 = produits avec un petit IG (ceux-ci doivent être sélectionnés lors de l'organisation d'un menu du jour)
> IG 55-70 = produits avec un IG moyen (nous les sélectionnons de temps en temps)
> IG> 70 = un produit avec un gros IG (manger de temps en temps)

Charge glycémique

Le concept de charge glycémique (LG) a également été introduit. C'est une valeur numérique, tenant compte à la fois de la qualité et de la quantité de glucides contenus dans le produit. Il est calculé en multipliant l'IG du produit par la quantité de glucides qu'elle contient (g). Le résultat doit ensuite être divisé par 100. Plus le ŁG du produit est élevé, plus on peut s'attendre à une augmentation de la glycémie après l'ingestion.

La charge glycémique du régime est un facteur de risque indépendant de crise cardiaque, de diabète de type 2 et de cancer

Des recherches scientifiques ont montré que la charge glycémique du régime est un facteur de risque indépendant de crise cardiaque, de diabète de type 2 et de cancer. L'utilisation d'un régime alimentaire riche en glucides entraîne une hyperglycémie et une hyperinsulinémie postprandiales récurrentes, qui se manifestent surtout chez les personnes en surpoids, obèses et résistantes à l'insuline. Il convient toutefois de noter que IG dépend de la quantité et du type de glucides, le degré de maturité des fruits et les méthodes utilisées pour la transformation des aliments. Plus le produit est fragmenté ou trop cuit, plus son indice glycémique est élevé, par exemple, la carotte crue a un petit IG et est bouillie grande ; les fruits crus ont un petit IG et leur jus est gros.

La quantité et la forme d'amidon, y compris le rapport entre l'amylose (polysaccharide soluble dans l'eau) et l'amylopectine (polysaccharide insoluble dans l'eau), n'ont pas d'importance ; plus le rapport amylose / amylopectine est élevé, plus l'IG du produit est faible. L'amidon cuit a pour effet de gonfler, ce qui le rend plus sensible à l'action de l'amylase pancréatique et est donc digéré et absorbé plus rapidement. Cependant, la valeur finale en IG d'un repas est également liée au contenu dans le produit d'autres nutriments (protéines, lipides, acides organiques, pectines, tanins et acides phytiques) qui inhibent la digestion de l'amidon. Ainsi, l'effet glycémique de l'amidon cuit (par exemple dans les pommes de terre bouillies) est proche du glucose.

Plus le produit est fragmenté ou trop cuit, plus son index glycémique est grand : la carotte crue a un petit IG et le gros cuit.

Les déterminations IG des aliments reposent sur l'évaluation de la glycémie après la consommation d'un seul produit. Rarement, cependant, nous ne mangeons qu'un seul produit, par exemple les pommes de terre elles-mêmes. Nous savons que la digestion ralentit les protéines et les graisses. Donc, si les pommes de terre sont consommées dans le cadre d'un repas, avec de la viande maigre, des acides gras insaturés de la vinaigrette et des fibres végétales, le repas peut avoir un petit indice glycémique malgré les grosses pommes de terre GI qui y sont impliquées. Ainsi, parfois, lors de la sélection d'un produit à indice glycémique moyen ou élevé, il ne peut pas être consommé séparément (p. Ex. Pâtes trop cuites ou riz blanc, chips, bâtonnets, etc.).

Indice glycémique et fibre

La teneur et la composition en fibres alimentaires affectent également l'indice glycémique. Les fractions de fibres solubles dans l'eau (provenant par exemple de légumineuses, de fruits, de légumes, d'orge et d'avoine) retardent la vidange gastrique. Dans le tractus gastro-intestinal, ils forment des gels constituant une barrière physique et ralentissent l'action des enzymes digestives (les gels enveloppent le produit en cours de digestion, rendant ainsi difficile l'accès aux enzymes digestives et prolongeant le processus digestif). Les fractions de fibres insolubles dans l'eau (principalement la cellulose et la lignine) ont peu d'effet sur la vidange gastrique et n'affectent pas la digestion et l'absorption des glucides. Par conséquent, une alimentation riche en fibres ne doit pas toujours être synonyme d'une alimentation avec un petit IG (IG <50).

Résumé, ou pourquoi il vaut la peine de suivre un régime avec un petit IG

En conclusion, il convient de noter qu'un régime avec un indice faible peut être décrit comme un régime utilisant des glucides provenant de produits avec un petit IG, c.-à-d. à partir de graines de légumineuses, de pâtes à la semoule, de riz cuit thermiquement (étuvé), de gruaux épais et de pain de type Pumpernickel. Les glucides du pain blanc, des pommes de terre, des produits à base de farine de mouture fine (de la farine blanche), ainsi que du riz blanc et des céréales pour le petit-déjeuner sont omniprésents dans le régime alimentaire avec un régime alimentaire riche en glucides.

Par exemple, un repas contenant 30 à 50 g de glucides, riche en fibres alimentaires et contenant des protéines et des graisses non saturées, avec un petit IG, est par exemple un sandwich à la dinde, du pain à grains entiers, un peu de beurre frais, de la laitue, des pois chiches et une vinaigrette à l'huile d'olive.

Une alimentation riche en IG peut être l'une des causes de la résistance à l'insuline et de l'obésité. Le risque de diabète était 40% plus élevé dans le groupe de personnes dont le régime alimentaire avait la charge glycémique la plus élevée et qui consommaient également une petite quantité de fibres alimentaires. En outre, une consommation très élevée de pommes de terre, de pain blanc et de boissons sucrées était associée à un risque plus élevé de diabète. La plupart des études montrent que les triglycérides ont un effet bénéfique sur les triglycérides (leur concentration sérique diminue). Cependant, avec l'augmentation de IG et ŁG, la concentration de la fraction protectrice du cholestérol HDL diminue. Il a été démontré qu'un régime avec une petite IG dans les 10 semaines d'utilisation réduisait le cholestérol LDL de 10%.

Une alimentation réduite en glucides favorise la perte de poids. Il semble donc qu'un régime alimentaire qui assure un faible niveau constant d'insuline entre les repas peut réduire considérablement le risque de développer de nombreuses maladies de la civilisation et ainsi améliorer la qualité de la vie et en allonger la durée moyenne.

À ne pas oublier : L'indice glycémique dépend de :

➢ La quantité et le type de glucides contenus dans un produit donné

➢ Dans le cas des fruits - du degré de maturité

➢ Les méthodes utilisées pour transformer ou cuire un produit (c'est-à-dire que les produits trop cuits et déchiquetés ont un indice glycémique plus élevé)

➢ La quantité et la forme d'amidon présent dans un produit donné (en particulier le rapport de l'amylose à l'amylopectine, plus le rapport amylose / amylopectine est élevé, plus l'indice glycémique est élevé)

➢ Teneur en autres nutriments pouvant ralentir les enzymes digestives ou la vidange gastrique (protéines, lipides, pectine, acide phytique et acides organiques)

Tables d'index glycémique

Produit	Index (IG)
Ananas	59
Melon d'eau	72
Bananes	52
Ignames	61
Conserves de pêches dans un sirop léger	52
Conserves de pêches dans un sirop frais	42
Conserves de pêches au sirop fort	58
Pêches à partir d'une boîte de conserve au s rop naturel	38
Betterave	64

Dattes séchées	103
Confiture de fraises	51
Citrouille	75
Frites	75
Pommes de terre bouillies	50
Pamplemousse	25
Poires	38
Poire en conserve dans une sauce maison	44
Pommes	38
Pommes séchées	29

Maïs sucré	54
Patates douces (ignames)	37
Prunes	39
Prunes séchées	29
Carotte fraîche	16
Tapioca cuit à la vapeur	70
Tapioca cuit avec du lait	81
Taro	55
Fraises	40
Raisin	46

Les produits laitiers

Produit	Index (IG)
Yaourt 0% de matières grasses	27
Yaourt naturel	36
Crème glacée	61
Lait entier (3% de matières grasses)	27
Lait entier au son de blé (20g)	27
Lait concentré sucré	61
Lait de soja 1,5% de matières grasses, 120 mg de calcium	44
Lait de soja 3% de matières grasses, 0 mg de calcium	44

Pain, céréales et produits de petit-déjeuner

Produit	Index (IG)
Baguette	95
Bagel	72
Pain blanc turc	87
Boulgour	48
Grains de seigle entiers	34
Chelerois	74

Frosties (Kellogg's)	55
Pain d'orge grossier (50% de grain)	46
Pain d'orge grossier (70% de grain)	34
Pain d'orge et de tournesol à grains grossiers	57
Sarrasin	54
Semoule	55
Couscous	65
Son d'avoine	55

Pain turc complet	49
Pain de seigle complet	58
Pumpernickel à grains entiers	46
Mil cuit	71
Riz basmati	58
Riz blanc bouilli	64
Riz brun	55
Riz à grain long cuit	56
Riz soufflé	87

Les pâtes

Produit	Index (IG)
Nouilles instantanées (remplies d'eau bouillante)	47
Tube de pâtes	47
Nouilles de riz	40
Pâtes au fromage	64
Ravioli à la viande	39
Spaghetti à la farine blanche	42
Spaghetti à la farine blanche bouillie 10-15 min	44

Les légumineuses

Produit	Index (IG)
Pois chiches cuits	28
Haricots noirs	64
Haricot noir trempé pendant la nuit, bouilli 45 min	20
Haricots aux yeux noirs cuits	42
Haricots bouillis	29
Haricots mungo cuits sous pression	42
Haricot mungo germé	25
Haricots mungo trempés, bouillis 20 min	31
Haricots rouges cuits	28

Jus et boissons

Produit	Index (IG)
Coca Cola ©	58
Fanta orange ©	68
Iso star ©	70
Jus d'ananas sans sucre	46
Jus de pamplemousse sans sucre	48
Jus de pomme non sucré	40
Jus d'orange	52
Jus de tomate sans sucre	38

Jus de tomate sans sucre	38
Jus de carotte frais	43

Gâteaux, pâtisseries, pâtisseries, des collations et des bonbons

Produit	Index (IG)
Grand-mère avec un glaçage à la fraise	73
Barre de muesli (avec fruits secs)	61
Chocolat blanc	44
Meringues	67
Gâteau de Savoie	54

Les Sucres

Produit	Index (IG)
50g de maltose	105
Fructose	19
Glucose	99
Lactose	46
Miel	55
Xylitol	7
Stevia	3

Sirop de maïs	75
Maltitol	26
Sucre de canne	87
Nectar du cactus d'agave bleu à 90% de fructose	11
Saccharose	68

Un exemple de menu de 5 jours pour les diabétiques

➤ **Petit-déjeuner :** Deux morceaux de pain de seigle complet, tartinés finement dans du beurre (10 g), avec du filet, par laitue (20g) et tomate (70g), orange (130g), thé vert.

➤ **Collation :** Yaourt (150 g) combiné avec de la farine d'avoine (50 g), des noisettes (20 g) et des pêches (100 g)

➤ **Déjeuner :** Soupe à l'aneth (350 g), suivie de morue cuite au four avec des herbes (180g), riz brun (80 g), brocoli cuit (250 g), huile d'olive (10 g)

➤ **Collation de l'après-midi :** jus de tomate (300 g)

➤ **Dîner :** Fromage de pays léger (150 g) servi avec radis, ciboulette et concombre.

2éme jours de régime diabétique

- **Petit-déjeuner** : Deux tranches de pain complet (70 g), tartinés finement dans du beurre (10 g), du jambon de dinde (40 g), de la laitue (20 g), de la tomate (50 g), une nectarine (100 g) et du thé rouge.

- **Collation** : Framboises (150 g) avec kéfir (300 g) - peut être combiné

- **Déjeuner** : Soupe aux tomates et crème fraîche (350 g) suivie de veau maigre (150 g) cuit à l'étuvée avec céleri (50 g), chicorée (40 g), champignons (60g) et tomates (60 g) tous arrosés d'huile d'olive (10 g) suivie de deux pommes de terre cuites (150g)

- **Goûter** : fromage cottage avec ciboulette (200 g) et germes de soja (20 g) et pamplemousse (170 g).

- **Dîner** : Omelette aux épinards (160 g) et à l'ail, salade de carottes et pommes (80 g)

➢ **Petit déjeuner** : Deux tranches de pain Pumpernickel (90 g), tartinées de fromage blanc (100 g), de radis (30 g), de céréales café au lait 1,5%, de kiwis (100 g).

➢ **Collation** : Poire (100 g) avec 1,5% de yaourt naturel (250 g) et muesli (50 g)

➢ **Déjeuner** : Bortsch rouge (350 g), viande de poitrine de poulet sans peau (180 g), ragoût de courgettes (100 g) et tomates (250 g), huile d'olive (10 g), persil, pommes de terre rôties à l'aneth (80 g).

➢ **Goûter** : : jus de légumes (300 g)

➢ **Dîner** : Thon dans son propre jus (150 g) servi avec laitue (40 g), maïs (30 g), tomate (50 g).

4éme jours de régime diabétique :

➢ **Petit-déjeuner** : œuf dur (100 g) avec pain complet aux haricots (70 g), beurre (10 g), radis (30 g), concombre (50 g), poire (150 g) et thé vert.

➤ **Collation** : Salade de choux de Pékin, concombre au petit sel (120 g)

➤ **Déjeuner** : Soupe aux champignons (350 g) suivie de Cornets croustillants de saumons (120 g) servis avec du gruau d'orge (80 g), de chou-fleur (80 g) et du yogourt Naturel (60 g).

➤ **Goûter** : fromage de pays (150 g) avec graines de tournesol (20 g), graines de citrouille (20 g) et graines de nectarine (100 g).

➤ **Dîner** : Poitrine de poulet (130g), poivre (45 g), courgette (45 g), aubergine (45 g), champignons (45 g), tomates (45 g), céleri en côtes (45 g).

5ème jour de régime diabétique

➤ **Petit déjeuner** : Deux tranches de pain complet (60 g) servis avec, par exemple, fromage (100 g), concombre (40 g), ciboulette, et pomme (100 g)

➤ **Collation** : myrtille américaine (150 g) avec yaourt naturel (150 g)

➤ **Déjeuner** : Soupe de chou-fleur (350 g) suivie de poivrons farcis, poitrine de poulet (100 g), champignons (50 g), courgettes (40 g), oignons (20 g), céleri (50 g) Choucroute (120 g) et huile d'olive (15 g)

➤ **Goûter** : Salade d'ananas frais (50 g), melon (50 g), oranges (50 g)

➤ **Dîner** : Risotto à la viande de volaille et légumes (200 g)

Index glycémique des produits alimentaires et troubles du métabolisme des glucides :

Depuis longtemps, une grande attention a été portée non seulement à la quantité, mais également à la qualité des glucides dans l'alimentation. Ceci est lié au fait que la concentration en glucose post-prandiale est affectée à la fois par la quantité de glucides et leur type, ainsi que par l'interaction avec d'autres ingrédients du produit ou de l'aliment consommé.

En 1981, l'effet des produits de consommation courante et des sucres simples sur les valeurs glycémiques a été examiné. Sur cette base, une nouvelle méthode de classification des aliments glucidiques a été proposée, prenant en compte son influence sur la réponse glycémique après ingestion, baptisée "index glycémique" (désignée par l'abréviation IG). Selon la définition, l'indice glycémique est la différence de surface sous la courbe de réponse glycémique après avoir consommé 50 g de glucides disponibles dans le produit alimentaire étudié et une réponse glycémique à la même quantité de glucides après avoir consommé l'aliment standard, qui est le plus souvent du glucose.

Plus l'indice glycémique d'un aliment ou d'un produit est élevé, plus le glucose sanguin obtenu après ingestion est élevé. Malheureusement, cette situation a des conséquences néfastes. Il y a une décharge rapide d'insuline, ce qui entraîne une réduction tout aussi nette de la glycémie et une sensation de faim persistante. Au cours de ce processus, le stockage de composants énergétiques dans le corps (glucose, triglycérides) augmente également. Après la consommation de produits à faible indice glycémique, aucune éruption rapide d'insuline n'est observée et, par conséquent, la glycémie n'est pas réduite.

Les produits alimentaires sont divisés en : produits à faible indice glycémique (IG <55), indice glycémique moyen (IG 55-70) et produits à indice glycémique élevé (IG> 70). Gardant cela à l'esprit, un menu devrait être composé de manière à ce que les produits à faible indice glycémique soient basés. Ceux-ci comprennent la majorité des fruits et légumes crus, des céréales complètes, des produits laitiers faibles en gras, des graines de légumineuses et des noix. Dans les plus petites quantités, il est recommandé d'utiliser des produits à indice glycémique élevé, à savoir des produits à base de céréales transformées, du pain à base de farine de haute pureté, la plupart des céréales de petit-déjeuner, des confiseries, des sodas sucrés, des pommes de terre et des légumes pelés et trop cuits.

Quels facteurs influencent la valeur de l'index glycémique ?

Un certain nombre de facteurs influent sur l'index glycémique des produits alimentaires. Ils comprennent :

- Teneur et proportions mutuelles de glucose, fructose, saccharose, lactose et amidon dans le produit

- Structure de l'amidon, c'est-à-dire le rapport de l'amylose à l'amylopectine

- Processus technologiques (y compris la forme et la structure du produit)

- Le contenu des autres ingrédients du produit (graisse, protéines, fibres alimentaires, acides organiques et ingrédients anti-nutritifs).

Par exemple, les produits laitiers contenant du lactose ont un indice glycémique inférieur à celui des produits contenant de l'amidon et les grains et du son inférieurs à ceux de la farine et des flocons. Cependant, les pommes de terre cuites entières sont caractérisées par un indice glycémique inférieur à celui des purées de pomme de terre.

De plus, suite à la gélatinisation de l'amidon (se déroulant dans un environnement aqueux à température élevée), il devient plus sensible à l'action des enzymes digestives. C'est pourquoi les produits amylacés, tels que les pommes de terre et le riz blanc, soumis à un traitement culinaire de longue durée ont un indice glycémique élevé. Il faut également savoir que pendant la maturation et la conservation trop longue des fruits, leur index glycémique augmente.

Indice glycémique à la lumière de la recherche scientifique

Chez les personnes qui consomment des aliments à indice glycémique élevé, le risque de diabète de type 2 est 40% plus élevé que ceux qui choisissent des produits à indice glycémique bas.

Dans une étude menée chez des hommes en bonne santé après deux semaines de régime à faible indice glycémique, ils ont observé une amélioration du profil glycémique sur 12 heures. Cet effet s'est également maintenu après la fin de l'étude, ce qui peut indiquer un effet à long terme d'un tel régime sur la glycémie postprandiale et la sécrétion d'insuline. De plus, une réduction de l'index glycémique des repas chez les patients diabétiques réduit le taux d'hémoglobine glyquée dans le sang et améliore le profil lipidique.

Une méta-analyse des résultats d'études portant sur des patients atteints de diabète de type 2, dans laquelle les effets d'un régime alimentaire à faible indice glycémique ont été évalué, a montré qu'une réduction de l'indice glycémique d'environ 10% aboutissait à une réduction de l'hémoglobine glyquée sur 7 semaines d'environ 8% par rapport aux valeurs préexistantes. Application d'un régime.

Les 3 fruits qui réduisent le risque de développer le diabète de type 2

Les fruits sont riches en antioxydants et autres composés précieux qui peuvent avoir un effet positif sur la santé. Les glucides, qui se présentent sous forme de glucose, de fructose et de saccharose, constituent le composant de base des fruits. La teneur la plus élevée se trouve dans les dattes et les raisins. Les fruits diffèrent par leur index glycémique ; il est à noter que la classification dans une catégorie particulière - index glycémique élevé, moyen ou faible - peut varier légèrement selon l'auteur de la division.

TAB. Index glycémique de certains fruits et jus de fruits

Index glycémique	Maximum 70-110	Moyenne 50-70	Faible <50
Type de fruit	Boisson glucose-pomme avec fibres (76)	Raisins secs (56)	Pêches (42)
		Jus d'orange (50)	Pommes (38)
		Bananes (52)	Raisins (46)
		Jus sucrés et boissons aux fruits	Jus de fruits peu sucrés

Les fruits contiennent également de grandes quantités de fibres alimentaires, de vitamine C et de carotènes. La plus grande partie de la fibre se trouve dans les baies, c'est-à-dire les baies, les fraises, les framboises, les raisins de Corinthe, les myrtilles et les raisins.

Les jus sont obtenus à partir de fruits fraîchement pressés ou en ajoutant de l'eau au moût ou au concentré. Comme les fruits, les jus contiennent des glucides, de la pectine, des flavonoïdes et des vitamines.

Des études antérieures indiquent que la consommation de fruits est efficace dans la prévention primaire de nombreuses maladies chroniques, dont le diabète de type 2, et que les différences dans les résultats des études précédentes résultent, comme le montre la méta-analyse, de différentes compositions de fruits individuels.

L'objectif de l'étude publiée dans le British Médical Journal était d'évaluer si les fruits ou les jus de fruits réduisent le risque de développer un diabète de type 2. 3 études prospectives ont été menées aux Etats-Unis. Tous les 4 ans, des questionnaires ont été envoyés aux participants de l'étude, dans lesquels on leur a posé des questions sur 10 types de fruits, tels que : raisins, pêches, prunes, abricots, bananes, melons cantaloup, pommes, poires, oranges, pamplemousses, fraises, bleuets, raisins et prunes séchées. Le questionnaire portait également sur la consommation de jus de pomme, d'orange, de pamplemousse et d'autres jus.

Les spécialistes ont qualifié le fruit en fonction de l'index glycémique :

> Indice glycémique élevé (60-70) : melon cantaloup, bananes, raisins, raisins secs .

> Indice glycémique moyen (47-59) : prunes séchées, myrtilles, pamplemousse.

> Faible indice glycémique (34-46) : pommes, poires, oranges, pêches, prunes, abricots, fraises.

Le fruit a également été divisé en fonction de la charge glycémique. La teneur en sous-types particuliers de flavonoïdes a été déterminée pour chaque type de fruit.

Les conclusions suivantes ont été tirées de l'étude :

Le risque de développer un diabète de type 2 dépendait du type de fruits consommés. La consommation de 3 portions par semaine de bleuets, de pommes ou de raisins a réduit de façon significative le risque de développer le diabète de type 2.

D'autre part, une consommation plus élevée de jus de fruits a été associée à un développement plus élevé du diabète de type 2.

Le remplacement de 3 portions de jus de fruits par semaine avec la même quantité de fruits a entraîné une diminution de 7 % du risque de développement du diabète sucré. En ce qui concerne les fruits individuels, lorsque le jus de bleuets a été remplacé par des bleuets entiers, le risque a diminué de 33 %, le jus de raisin et les raisins secs de 19 % et le jus de prunes séchées de 18 %.

Chapitre 4 :

Exercices sportifs et Activité physique

Sport et Activité physique

"La vie est une question de mouvement et le mouvement est son essence." Arthur Schopenhauer - philosophe

Le mouvement est un élément fondamental et indispensable au bon fonctionnement d'un organisme sain. Sans lui, même les processus métaboliques les plus simples ne pourraient pas avoir lieu. C'est pourquoi il est si important qu'il soit inscrit à l'agenda de notre vie quotidienne.

Le mouvement est également très important dans le cas des personnes atteintes de diabète. Chaque mouvement plus intense de notre corps provoque la consommation de glucose dans l'organisme, ce qui affecte ses fluctuations et sa concentration dans le sang. L'exercice régulier a un effet positif sur le métabolisme du glucose dans notre corps. Aucun autre médicament ne réduit la résistance à l'insuline autant que l'activité physique régulière.

La gymnastique régulière améliore notre humeur et donc notre qualité de vie. La façon dont nous fonctionnons au travail, à la maison, en dormant, en nous reposant, est le

89

résultat de notre état de santé et de la condition psychomotrice générale de notre corps.

Quelle est la relation entre la glycémie et l'exercice ?

Le glucose provient d'aliments fournis au corps. Il donne aux cellules (y compris les cellules musculaires) l'énergie nécessaire pour effectuer un travail (principalement des mouvements). Cependant, il ne peut pas pénétrer dans les cellules musculaires sans insuline, et sans glucose, aucune énergie ne sera créée pour la contraction musculaire. Dans le même temps, tout effort physique accru a pour effet de réduire ou d'augmenter la sécrétion d'hormones, y compris l'insuline et le glucagon, clé du diabète.

En résumé, aucun patient diabétique ne peut se passer d'une dose quotidienne de mouvement. Pour comprendre le principe du fonctionnement de nos muscles, l'impact de leurs actions sur notre corps et bien choisir le type et le moment de l'exercice physique, je présente la division des exercices en fonction de plusieurs paramètres fondamentaux.

Le type des exercices utilisés

Nos muscles ont absolument besoin du travail de deux produits : le glucose et l'oxygène. Par conséquent, le travail musculaire en fonction de la phase et du type de mouvement peut être divisé en :

1. Anaérobie (p. ex. exercices de gymnastique, musculation, lutte)
2. Aérobie (p. ex. La marche, La course à pied, patins à roues alignées, natation, cyclisme, aérobic, danse)
3. Mélange oxygène-anaérobie (par exemple football, tennis).

Types de mouvement

1. Dynamique (où le muscle est raccourci et allongé, et le mouvement visible)
2. Statique (isométrique, tension musculaire en l'absence de mouvement visible).

Temps d'effort

1. Court (jusqu'à 20 minutes)
2. Moyen (20 minutes à 1 heure)
3. Longue durée (plus d'une heure)

Lors du choix de l'effort physique, il convient également de prendre en compte deux paramètres importants : l'IMC

91

(indice de masse corporelle) et la fréquence cardiaque (pouls).

Leur auto-évaluation peut être faite de manière simple.

Par exemple :

- IMC - indice de masse corporelle
  IMC = poids corporel en kg : augmentation en mètres carrés (2),
  par exemple : 60 kg : (1,60 m) 2 = 23,4375

Les fourchettes d'IMC sont les suivantes :

1. À 18,5 - perte de poids
2. 18.5-25 - poids corporel correct
3. 25-30 - en surpoids
4. Plus de 30 ans - obésité
   (voir aussi : calculateur d'IMC)
5. - lien https://www.imc.fr/

- Fréquence cardiaque (pouls) - la fréquence cardiaque (en battements par minute) au cours de l'effort physique ne doit pas dépasser 60-80% de la fréquence cardiaque maximale.
  La fréquence cardiaque maximale en fonction de l'âge est calculée selon la formule suivante : 220 - âge du patient (par exemple 45) = 175, ce nombre

est la valeur maximale de la fréquence cardiaque (100% de la capacité).

Un pouls raisonnable ne posant pas de risque pour la santé correspond à 60-80% de la valeur maximale, par exemple 60% avec 175 battements par minute (175x60 : 100) = 105 battements par minute.

Tableau 1. Âge et fréquence cardiaque. La valeur de la fréquence cardiaque et le pourcentage d'effort (âge vertical, charge horizontale). La fréquence des battements de cœur par minute

Âge	Charge								
	50 %	55 %	60 %	65 %	70 %	75 %	80 %	85 %	**Max**
20	100	110	120	130	140	150	160	170	**200**
30	95	104	114	123	133	142	152	161	**190**
40	90	108	117	126	135	144	153	180	**180**

93

50	85	85	93	102	110	119	127	136	**170**
60	80	91	96	104	112	120	128	136	**160**
70	75	82	90	97	105	112	120	127	**150**
80	70	77	84	91	98	105	112	119	**140**

RAPPELEZ-VOUS

Avant de commencer l'exercice physique

Nous devons progressivement et avec soin choisir le type d'exercice pour adapter notre corps en termes d'efficacité cardiaque et de système respiratoire (capacité pulmonaire - échange d'oxygène et de dioxyde de carbone). Avec une faible efficacité, notre corps utilise principalement le remplacement anaérobie et, au fil du temps - à mesure que l'état de la maladie s'améliore - ces proportions changent en faveur de l'échange d'oxygène. Des symptômes physiques peuvent apparaître au premier stade de l'entraînement physique : fatigue, douleurs musculaires ou faiblesse générale. Dans le même temps, une meilleure humeur et l'amélioration de l'humeur devraient se produire. Ne nous inquiétons pas si après les exercices, nous ressentons des douleurs musculaires, en particulier des muscles que nous n'utilisons pas au quotidien.

Remarque !

Si vous ressentez d'autres symptômes dérangeants, tels que des troubles de l'équilibre, des vertiges ou même des vomissements, arrêtez immédiatement de vous entraîner !

Au début de l'exercice physique, les patients atteints de diabète de type 1 peuvent connaître des fluctuations soudaines de la glycémie, généralement une diminution, mais également une augmentation de la concentration en raison d'un manque d'adaptation à l'exercice. Après quelques semaines, la concentration en glucose devrait être égalisée. Il convient de rappeler que l'hypoglycémie peut survenir avec un retard après l'exercice et que cette tendance peut persister longtemps (plusieurs heures). Une hypoglycémie peut également survenir la nuit, quelques heures après la fin de l'exercice physique.

Par conséquent, lors du choix des exercices, faites attention à ce que l'entraînement ne soit pas trop intense, très fort et durable.

Les exercices les plus sûrs pour les patients diabétiques sont des exercices d'intensité modérée, basés principalement sur le modèle de l'oxygène, appelé aérobie ou cardio.

Ceux-ci comprennent :

- La marche
- La cours
- Le cyclisme
- Les exercices de développement général.

Nous évitons les exercices "anaérobies", notamment :

- Exercices de gymnastique avec une charge lourde
- Sports de force
- Sprint
- Jeux d'équipe.

Si malgré la maladie, nous voulons pratiquer ces sports, nous devons souvent contrôler la glycémie, adapter nos repas à la demande calorique accrue et être en contact fréquent avec le diabétologue qui nous traite. En particulier dans le cas des exercices isométriques et du tennis, vous devez faire très attention.

Des taux de glucose trop bas ou trop élevés inférieurs à 120 mg / dl ou supérieurs à 250 mg / dl nécessitent une modification préalable avant un exercice physique. Surtout dans le cas du diabète décompensé, avec des valeurs de glucose supérieures à 250 mg / dl, une hyperglycémie supplémentaire paradoxale peut survenir, pouvant conduire à une acidocétose.

Ne faites pas d'exercices si la concentration de glucose est inférieure à 120 mg / dl ou supérieure à 250 mg / dl.

Théoriquement, l'endroit d'injection n'affecte pas l'absorption de l'insuline (parce qu'il est administré par voie sous-cutanée et non intramusculaire), mais il n'est pas recommandé d'utiliser des endroits d'injection qui sont directement impliqués dans le mouvement (par exemple, cuisse - en courant, cycling), car en accélérant la fréquence cardiaque et le débit sanguin, ainsi que la chaleur accrue, cela peut entraîner une absorption plus rapide d'insuline.

Il n'est pas non plus recommandé de faire de l'exercice immédiatement après l'administration d'insuline et le repas. Attendre au moins 1h à 1h30 est la meilleure solution.

Un élément important de l'entraînement physique est la régularité des exercices. Le temps d'entraînement proposé, réaliste et optimal est d'une fois par jour 4 jours par semaine pendant 30 minutes (lundi - vendredi), vendredi - pause, samedi et dimanche - par exemple, marche ou vélo.

Afin d'encourager les patients diabétiques à faire de l'activité physique quotidienne et de faciliter la prise de décision quant au choix des exercices, je propose un ensemble d'exercices qui peuvent être pratiqués par presque tous les patients, quels que soient leur âge et la durée du diabète, en supposant qu'il ne s'accompagne pas d'autres maladies.

Effort physique et diabète - Les exercice

Afin d'encourager les patients diabétiques à l'activité physique quotidienne et de faciliter la décision quant au choix de l'exercice, je suggère un ensemble d'exercices pouvant être pratiqués par presque tous les patients, indépendamment de l'âge et de la durée du diabète, en supposant qu'il ne soit pas accompagné d'autres maladies.

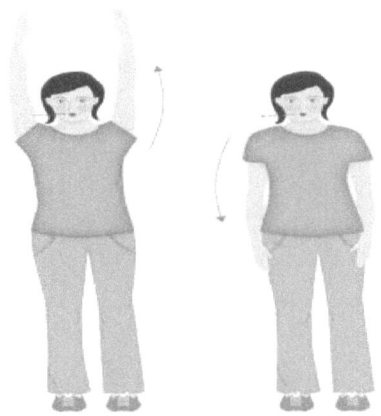

Exercice 1.

Exercer une respiration, respirer le nez avec les mains levées, expirer par la bouche tout en laissant les mains

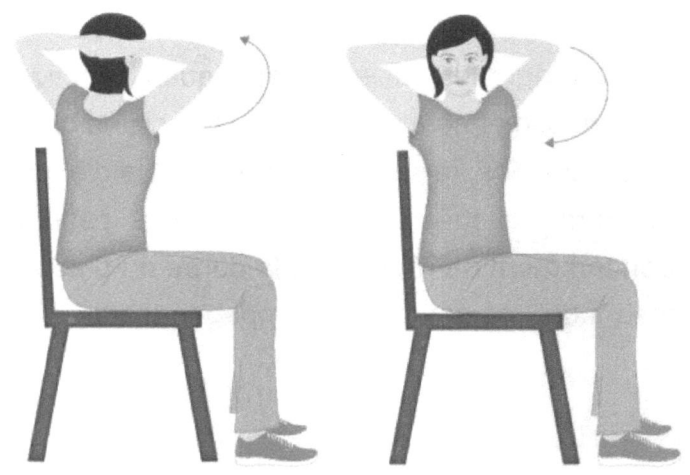

Exercice 2. Position assise sur une chaise, mains sur le cou, mains jointes.

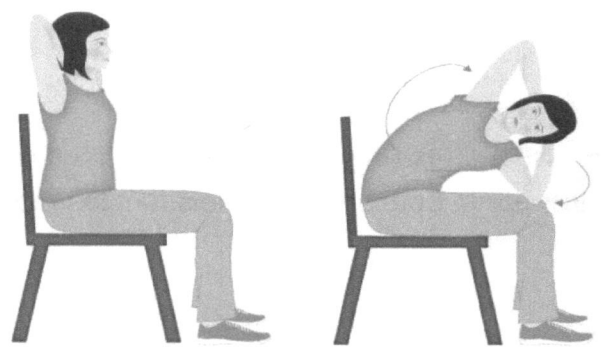

Les exercices du torse gauche et droit Exercice 3. Position assise sur une chaise mains sur le cou, tordre le torse à droite et toucher le genou droit du coude gauche, tournez le torse au coude gauche et à droite de toucher le genou gauche

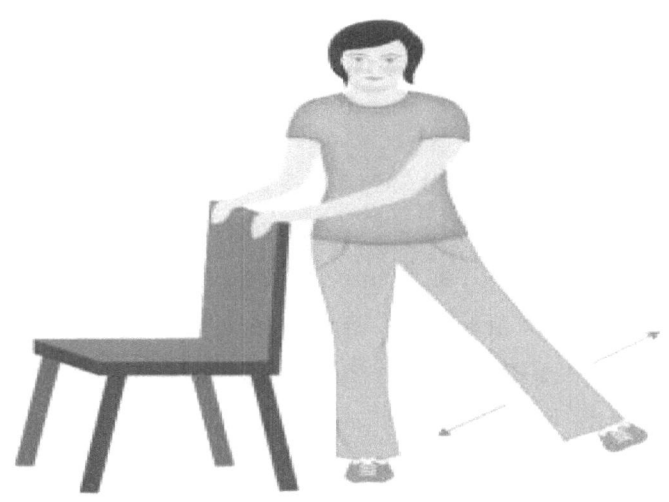

Exercice 4. Debout sur le côté à une chaise, les mains sur le dos d'une chaise, tour à tour balançoires jambe gauche sur le côté, après le changement de position jambe droite s'étendant sur le côté

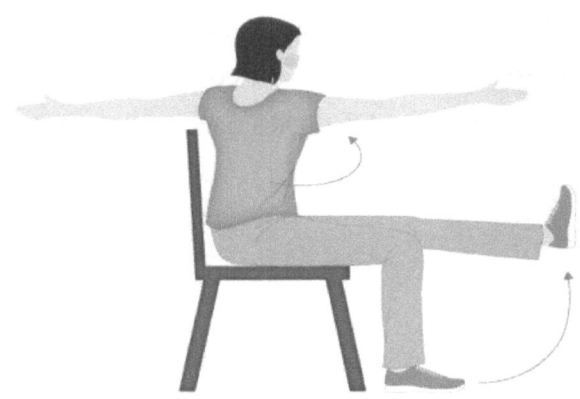

Exercice 5. Position assise sur le fauteuil, les mains sur le côté, le torse gauche avec extension simultanée de la jambe gauche et le toucher avec la main droite du pied gauche, tournant le torse vers la droite avec l'extension de la jambe droite et touchant avec la main gauche du pied droit

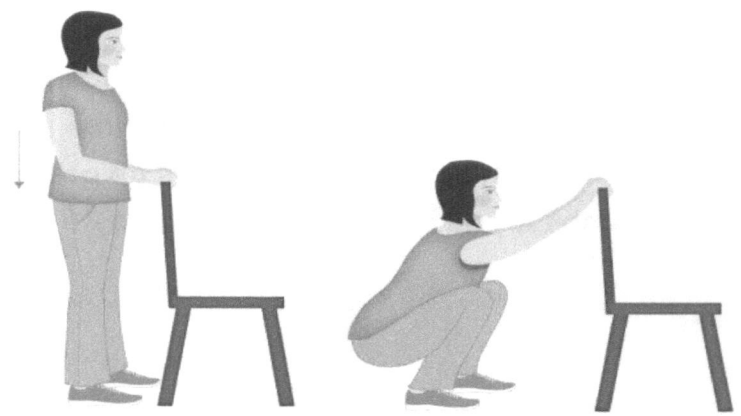

Exercice 6. Position debout derrière le fauteuil, le dos, les mains d'après, les squats, dans la mesure du possible, les genoux

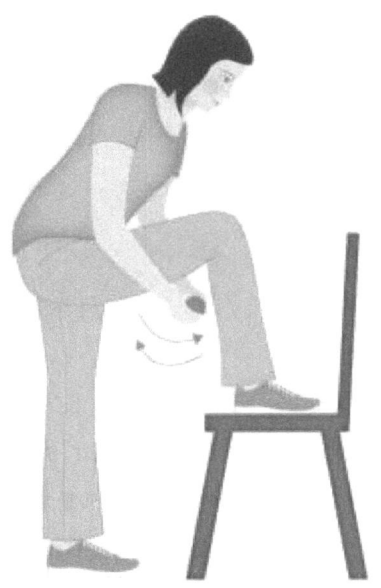

Exercice 7. Position debout, la jambe droite sur une chaise, par exemple, de traduire. La balle de la main à la main sous le genou, puis la jambe gauche sur une chaise et la préférence de balle

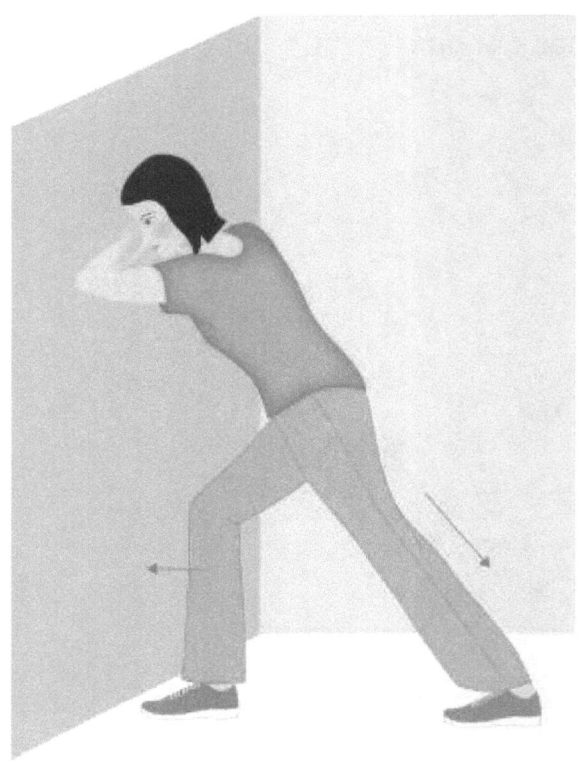

Exercice 8. Positionnez-vous face au mur, les avant-bras contre le mur, le front appuyé sur les mains, une jambe pliée devant le genou et l'autre patinée au niveau du genou et reposant sur tout le pied. Changement de jambe. Exercice isométrique impliquant une tension musculaire

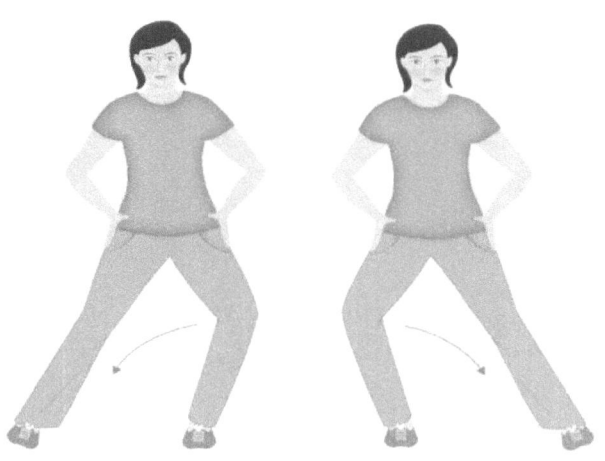

Exercice 9. Debout très écarté, mains sur les hanches, transfert du poids du corps alternativement vers la jambe gauche et droite

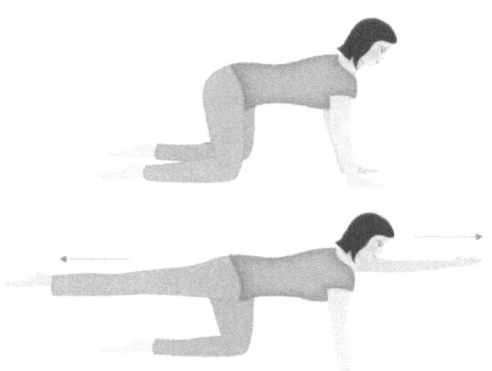

Exercice 10. Genou soutenu, extension de la tête dans le tronc, extension du bras droit à l'avant, avec extension simultanée) jambe droite en arrière, en

arrière, puis change de jambe, bras droit en avant droit avec le pied gauche en arrière

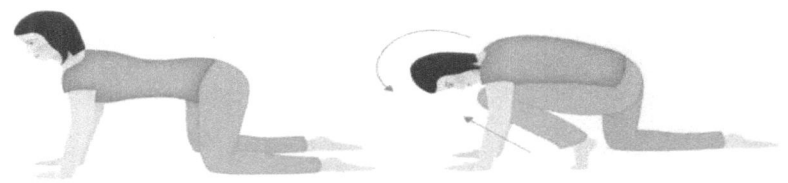

Exercice 11. Pétri en arrière, attirant alternativement les genoux vers le menton

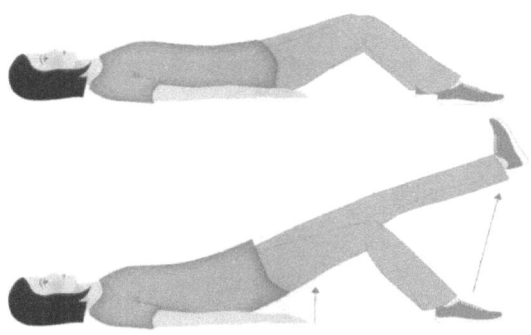

Exercice 12. Positionnez-vous sur le dos, soulevez les hanches avec l'extension de la jambe gauche dans l'articulation du genou, revenez puis changez de jambe.

Chapitre 5 :

Maux de dos et diabète

Mal de dos et diabète

*"Le mouvement remplacera presque tous les médicaments,
Aucun médicament ne peut remplacer le mouvement"
- Prof. Wiktor Dega*

Dans les trois prochains épisodes d 'exercices pour le diabétique, nous traiterons des problèmes qui affectent la plupart d'entre nous à différentes périodes de la vie. Le sujet sera les états douloureux et les dysfonctionnements de segments particuliers de la colonne vertébrale : colonne vertébrale cervicale, thoracique et lombaire.

Construction de la colonne vertébrale

La colonne vertébrale est le support de tout notre corps. Son emplacement central et sa structure complexe nous permettent de coordonner les mouvements et de protéger la moelle épinière des dommages.

Chez l'homme adulte, la longueur de la colonne vertébrale représente en moyenne 40 à 45% de la longueur totale du corps. La taille des vertèbres varie selon les individus et dépend de l'âge, du sexe, du poids et d'autres facteurs. Néanmoins, les vertèbres sont toujours plus massives dans la région lombaire que dans les segments thoraciques et cervicaux supérieurs. Cette différence résulte de l'adaptation de la colonne vertébrale à la proportion du poids de soutien (plus le poids est faible, plus nous devons en porter). Ceci est d'une grande importance, car il faut se rappeler que la capacité de charge de la colonne vertébrale est de 350 kg !

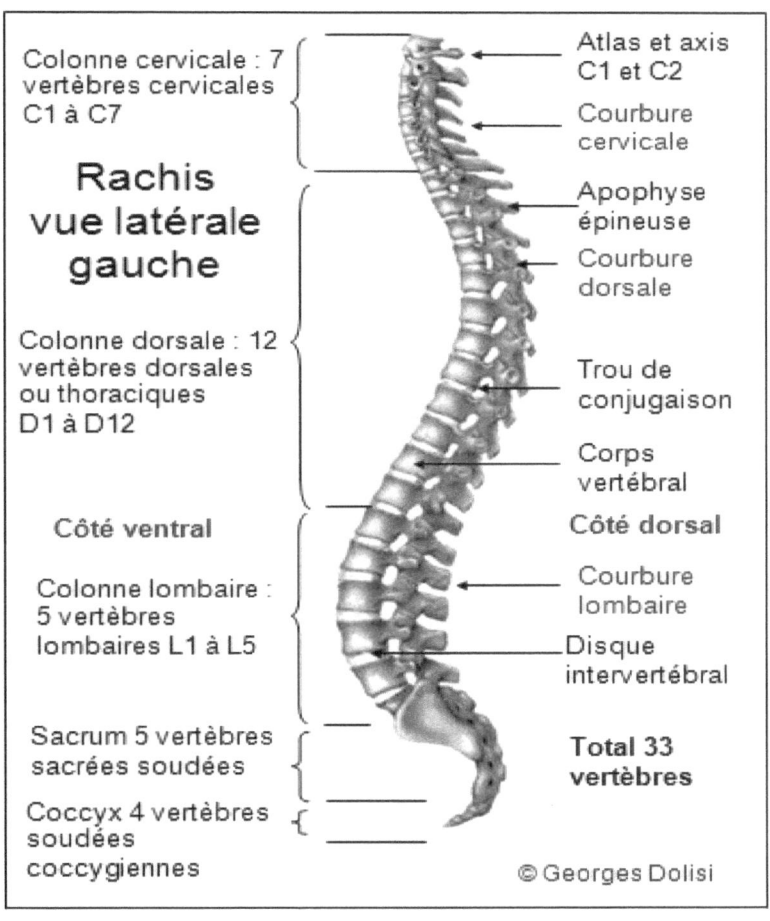

Figure. Division de base de la colonne vertébrale

La colonne vertébrale est composée de :

- 34 (33) vertèbres
- 23 disques intervertébraux
- La moelle épinière avec les nerfs spinaux en partant
- Ligaments.

Séparés par épisodes individuels, on distingue :

1. Segment cervical - 7 vertèbres soutenant la tête (1/7 du poids corporel)
2. Section de poitrine - 12 vertèbres soutenant les côtes
3. Colonne lombaire - 5 vertèbres reliées au bassin
4. Os sacrum (caudal) - 4 (parfois 3) vertèbres cohésives

Les vertèbres individuelles de la colonne vertébrale sont séparées les unes des autres par des disques intervertébraux et des ligaments, qui absorbent les micro-chocs, protègent des lésions de la moelle épinière et limitent la mobilité excessive de la colonne vertébrale.

Toute la structure de l'épine dorsale est organisée en une séquence, mais en fonction de la section, les vertèbres individuelles peuvent être disposées à différents angles (angles) les uns par rapport aux autres. En regardant de côté, nous voyons une ligne courbée de forme sigmoïde et à courbure latérale naturelle, à savoir :

- ➢ Lordose thoracique
- ➢ Cyphose thoracique
- ➢ Lordose lombaire

La scoliose se démarque de la structure de la colonne vertébrale, une courbure latérale de la colonne vertébrale, qui est toujours une condition anormale. Grâce aux courbes appropriées de la colonne vertébrale, il est possible d'amortir des mouvements qui ne pourraient pas être obtenus si la colonne vertébrale était bien droite. Néanmoins, la résultante de toutes les courbures est approximativement droite, ce qui permet de maintenir une position verticale.

A quoi sert la colonne vertébrale ?

Les fonctions les plus importantes de la colonne vertébrale incluent :

1. Maintenir une posture verticale
2. Assurer l'équilibre
3. Dépréciation
4. Protection de la moelle épinière

Chapitre 6 :

Les problèmes de colonne vertébrale les plus courants

Les problèmes de colonne vertébrale les plus courants

Exemples des maladies les plus courantes qui causent des douleurs à la colonne vertébrale.

1. Discopathie

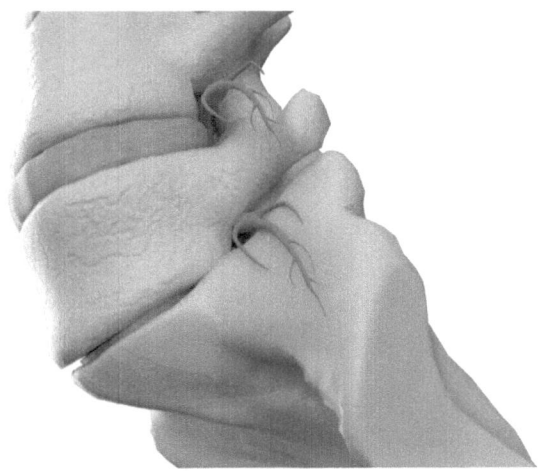

Figure 1. Un fragment de la colonne vertébrale - un disque intervertébral (le disque)

La discopathie est la cause la plus fréquente de mal de dos (mal de dos). Il s'agit de la dégénérescence des disques intervertébraux, appelés disques (en raison de leur forme).

113

Le disque a un aspect ovale, il est constitué d'un noyau pulpeux entouré par le soi-disant. Anneau fibreux composé de fibres de collagène. Avec l'âge et sous l'influence de surcharges auxquelles la colonne vertébrale est soumise au quotidien (travail, sport, par exemple), il se produit une luxation ou une dégénérescence du noyau qui écrase l'anneau, provoquant de nombreuses affections, telles que :

> ➢ Douleur
> ➢ Troubles sensoriels
> ➢ Parésie
> ➢ Atrophie musculaire.

2. Spondylolisthésis

Un trouble tout aussi fréquent de la colonne vertébrale est le spondylolisthésis, caractérisé par le déplacement des vertèbres. Il donne des symptômes similaires à la discopathie décrite ci-dessus. Sous l'influence d'une posture incorrecte à long terme, les vertèbres se déplacent. En règle générale, le spondylolisthésis survient à la suite d'un mouvement brusque ou d'une blessure mécanique.

3. Changements dégénératifs dans les articulations de la colonne vertébrale

Cette condition est basée sur le manque d'exercice et le surpoids (cette information est particulièrement importante pour les personnes atteintes de diabète de type 2). L'absence de mouvement entraîne la disparition de la production synoviale nécessaire à l'hydratation, à la lubrification et au glissement des articulations. Les os formant les articulations de la colonne vertébrale sont séparés par du cartilage, agissant selon le principe des roulements. L'absence de synthèse entraîne une augmentation des frictions et donc des microlésions du cartilage. Cartilage endommagé cascades à la destruction osseuse. Les bords déchiquetés des cartilages et des os se scarifient avec le temps. Cependant, les cicatrices restantes limitent considérablement la souplesse des articulations. Ensuite, le "transfert" de la responsabilité de la mobilité de notre corps des articulations endommagées aux articulations saines se produit. Une charge excessive entraîne une dégénérescence supplémentaire.

4. Sciatique

Bien qu'il ne concerne qu'une partie de la colonne vertébrale et lombaire, c'est l'un des inconvénients les plus gênants et les plus courants de la colonne vertébrale. Douleur dans la sciatique il est caractéristique, très pointu, perce le corps du bas du dos, longe tout le membre inférieur, le ceint et atteint souvent même le pied. La douleur peut être accompagnée de picotements et d'engourdissements dans les membres, voire d'inertie. Il est caractéristique que les affections surviennent toujours d'un côté du corps, d'un membre, jamais des deux à la fois. Le nerf sciatique est responsable de cet état de choses, le plus long nerf de notre corps qui s'éloigne de la moelle épinière au niveau des hanches et descend à travers les pattes postérieures et les mollets jusqu'au médio-pied. Habituellement, la compression du nerf sciatique est le résultat d'une hernie du noyau de l'athérosclérose survenant dans la partie inférieure de la colonne vertébrale (lombaire), d'une dégénérescence ou d'un gonflement dans la colonne vertébrale.

Les maladies mentionnées ci-dessus ne couvrent pas tous les problèmes liés à la colonne vertébrale. Ils ne sont qu'un exemple des causes les plus courantes de douleur dans ce système musculosquelettique.

Le traitement de ces affections chez les patients diabétiques est pratiquement le même que chez les patients non diabétiques. Néanmoins, le diagramme lors de l'exécution des exercices de rééducation et lors d'autres exercices physiques doit être identique. L'effort physique et la diminution / augmentation correspondante de la glycémie doivent toujours être pris en compte.

Chapitre 7 :

Les exercices pour soulager les maux de dos

Maux de dos et diabète - Exercices pour la colonne lombaire

Pour aider à prévenir les problèmes de colonne vertébrale, nous pouvons faire une série d'exercices pour améliorer chacun de ses épisodes. Vous trouverez ci-dessous un ensemble d'exercices universels, simples et efficaces, qui peuvent être réalisés par toute personne diabétique souffrant de maux de dos. Dans cet épisode, nous présentons une série d'exercices généraux de développement de la colonne lombaire.

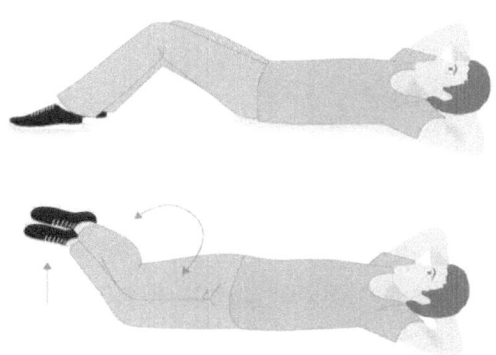

Exercice 1. Allongé sur le dos, jambes pliées aux articulations de la hanche et du genou, pieds reposant sur le sol, épaules à l'arrière du cou. Le bassin se tourne à

droite et à gauche avec les genoux au sol et en même temps soulève les pieds. Pendant les exercices, nous veillons à ne pas détacher les coudes du sol.

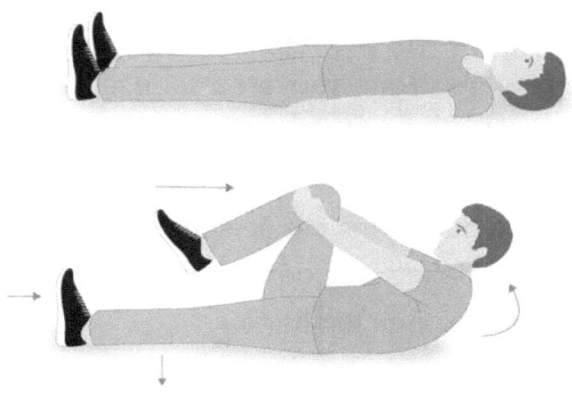

Exercice 2.

Allongé sur le dos, les bras le long du torse. Déviations alternées des jambes droites et gauches dans les articulations de la hanche et du genou jusqu'à 90 degrés avec une élévation simultanée de la tête et de la poitrine avec les mains agrippant le genou. Dans le même temps, le genou de la jambe opposée à celui qui exerce est appuyé contre le sol tout en faisant la flexion du dos du pied.

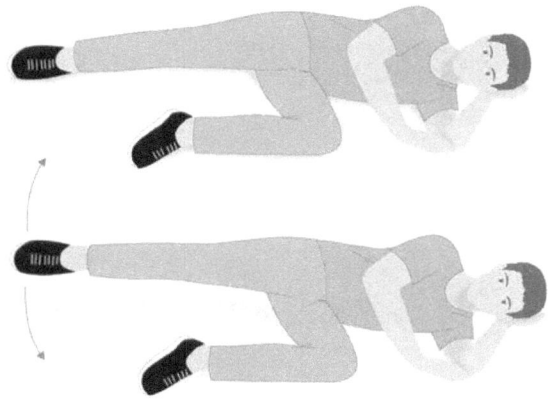

Exercice 3.

Allongé sur le côté droit, la main droite sous la tête, la main gauche avec la paume appuyée sur le sol à côté du coude droit, la jambe droite pliée au niveau de la hanche et du genou à 90 °, la droite et la face interne du pied par rapport au sol. Relevez votre jambe gauche et partez. Nous faisons le même exercice avec la jambe droite. Pendant l'exercice, le genou de la jambe gauche est tendu et le pied plié sur le dos.

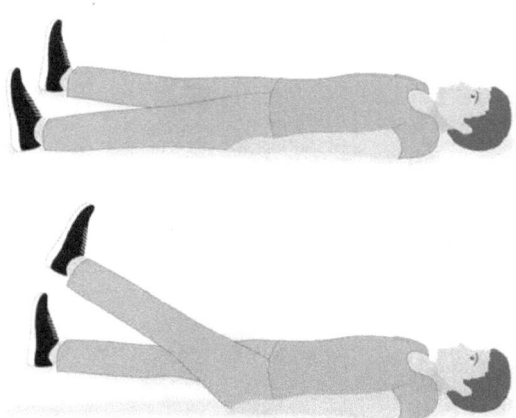

Exercice 4.

Allongé sur le dos, jambes écartées, épaules le long du torse. Levée des jambes en alternance, pied en flexion dorsale maximale. Lorsque vous soulevez la jambe, le pied dans la dorsiflexion maximale.

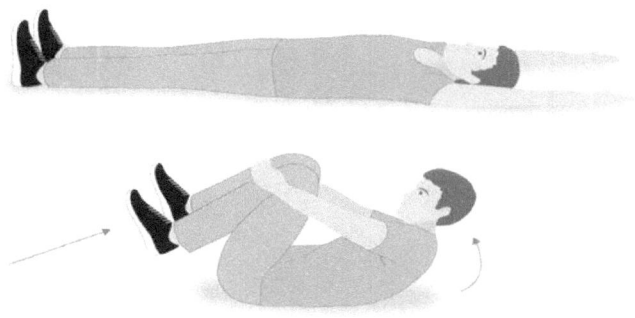

Exercice 5.

Allongé, les bras levés. Élévation simultanée de la poitrine avec élévation et déviation des deux jambes dans les articulations de la hanche et du genou, les mains agrippant les genoux.

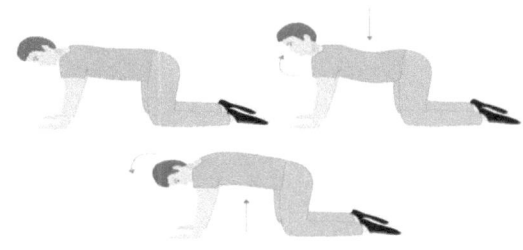

Exercice 6.

Soutien malaxé, jambes légèrement inclinées, tête en bas et au contraire - domination de la crête en haut, tête en bas.

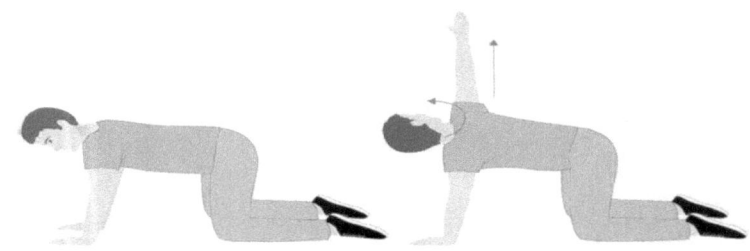

Exercice 7.

Dos malaxé, jambes légèrement écartées. Twist de la tête et du torse laissés dans le support de la main droite avec l'extension de la main gauche sur le côté. La même chose dans la direction opposée.

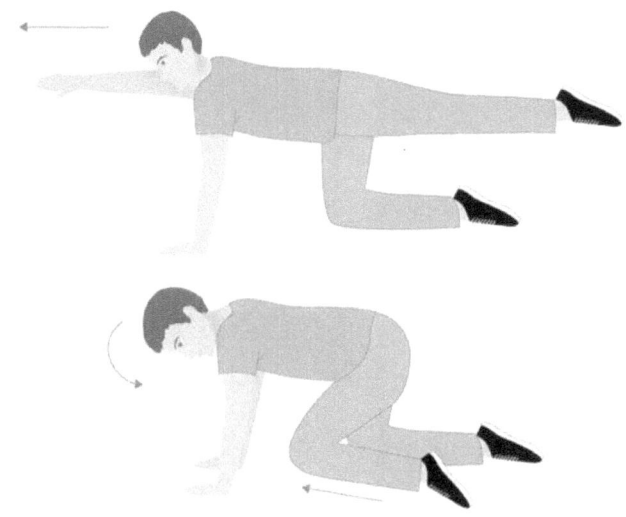

Exercice 8.

Pétrir le dos, jambes légèrement écartées. En approchant le genou droit vers le front, l'inclinaison de la tête vers le genou, puis l'extension et l'élévation de la tête au niveau de la jambe droite et de la main gauche. Maintenez cette position pendant 4 à 6 secondes avec abduction simultanée de l'abdomen. Nous répétons avec l'autre partie.

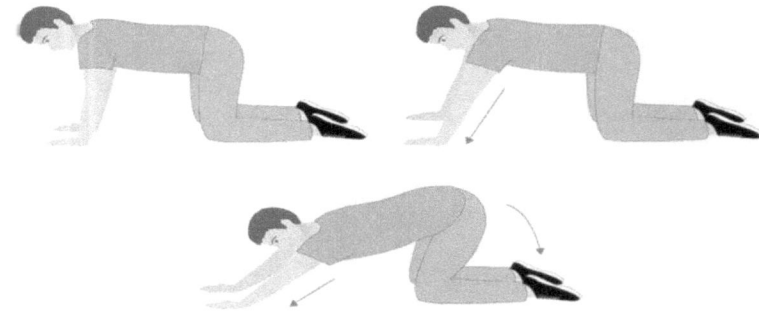

Exercice 9.

Dos malaxé, jambes légèrement écartées. Transition lente pour s'asseoir sur les talons soi-disant Arc japonais. Mettre les mains en avant et le torse tomber en avant vers la position de Klapp. Dans la première variante, nous stabilisons les mains, dans la seconde le bassin.

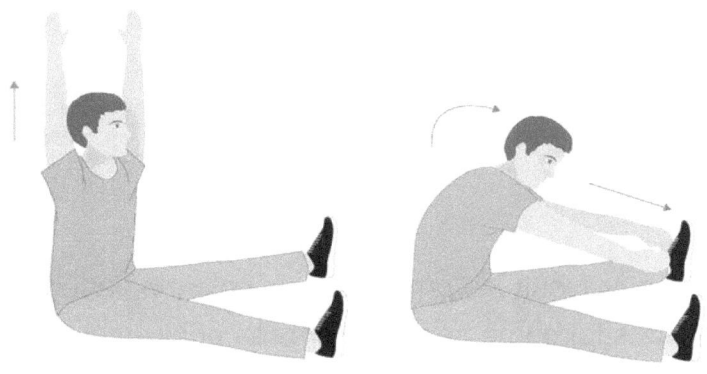

Exercice 10.

Asseyez-vous bien droit, bras en l'air. Twistoskółon à la jambe gauche avec contact simultané avec les deux mains sur le pied, extension. Nous répétons dans l'autre sens.

Maux de dos et diabète - Exercices de la colonne thoracique

Pour aider à prévenir les problèmes de colonne vertébrale, nous pouvons faire une série d'exercices pour améliorer chacun de ses épisodes. Vous trouverez ci-dessous un ensemble d'exercices universels, simples et efficaces, qui peuvent être réalisés par toute personne diabétique souffrant de maux de dos.

Dans cet épisode, nous présentons une série d'exercices de développement général de la colonne vertébrale thoracique.

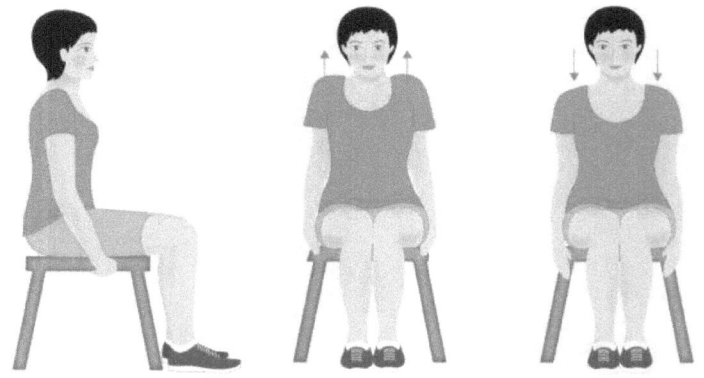

Exercice 1.

Les mains baissées le long du corps, levez les épaules. Nous tendons les muscles du dos, nous maintenons la tension pendant environ 5 secondes. Abaisser les épaules, détendre les muscles.

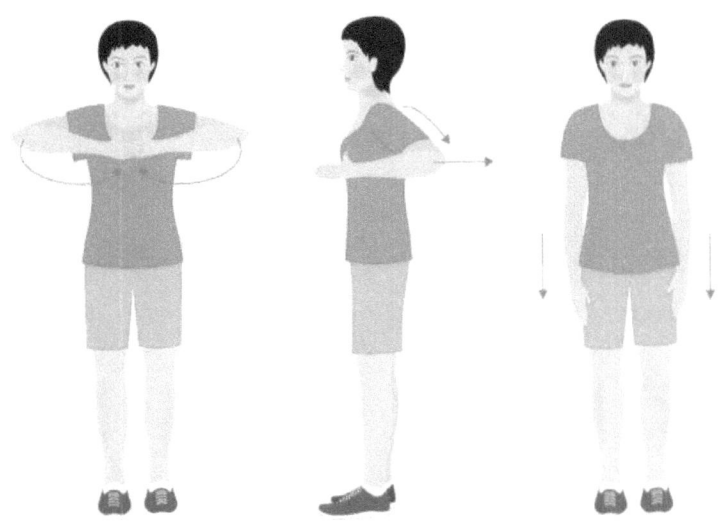

Exercice 2.

Levez les mains horizontalement, paumes droites. Nous plions nos mains dans les coudes, en approchant nos pouces Nous déplaçons les coudes en arrière, tirons les lames vers l'arrière et resserrons les muscles du dos, nous

maintenons la tension pendant environ 5 secondes.
Abaissez vos mains, relâchez vos muscles.

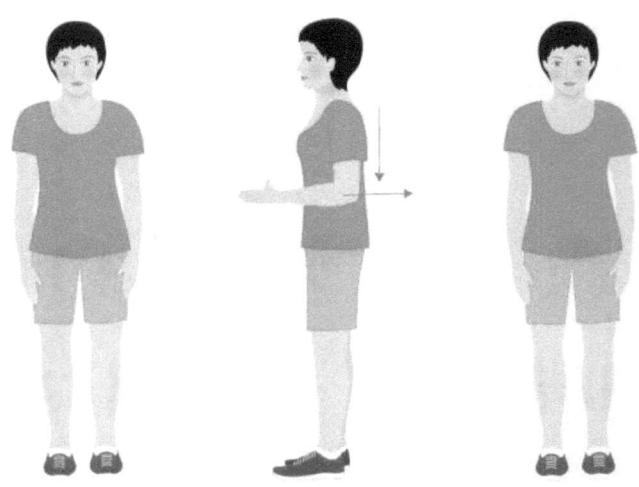

Exercice 3.

Les mains le long du corps, pliez les coudes, tirez les épaules et contractez les muscles du dos, les avant-bras horizontalement et parallèlement les uns aux autres, la tension est maintenue pendant environ 5 secondes. Abaissez vos mains, relâchez vos muscles.

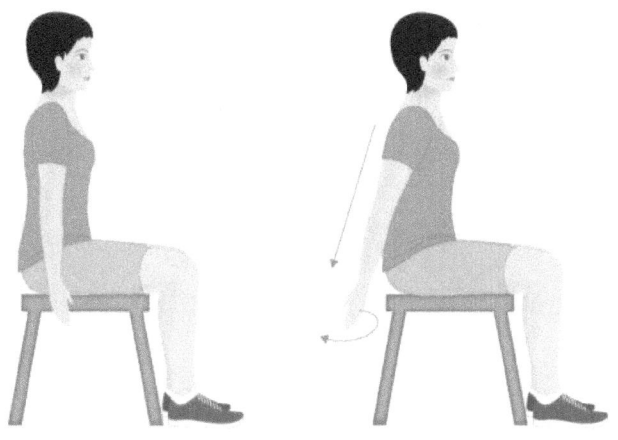

Exercice 4. Les mains le long du corps, nous tirons les épaules avec le retour simultané de la main à l'extérieur, nous resserrons les muscles du dos, nous maintenons la tension pendant environ 5 secondes. Abaissez vos mains, relâchez vos muscles.

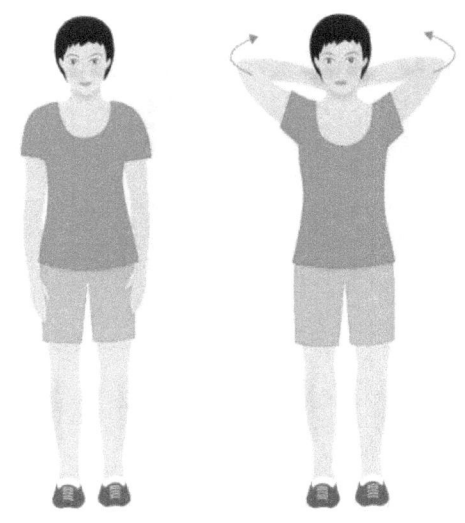

Exercice 5.

On met les mains jointes au cou, les coudes on remonte dans le dos, on tend les muscles du dos, on maintient la tension pendant 5 secondes. Abaissez vos mains, relâchez vos muscles.

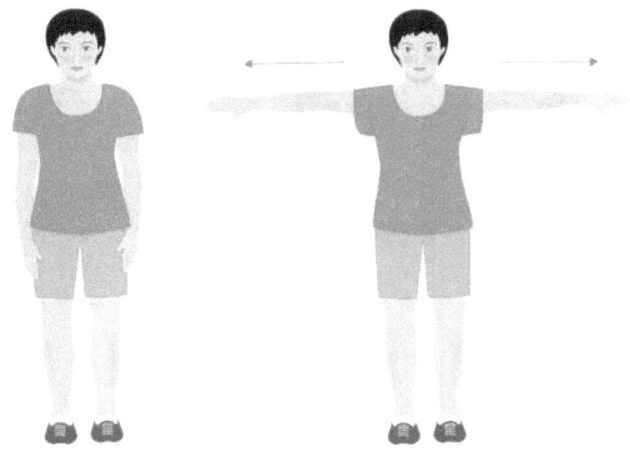

Exercice 6.

Les épaules sur le côté, les bras tendus, nous tirons les épaules et serrons les poings, nous tendons les muscles des bras et du dos, nous maintenons la tension pendant environ 5 secondes. Abaissez vos mains, relâchez vos muscles.

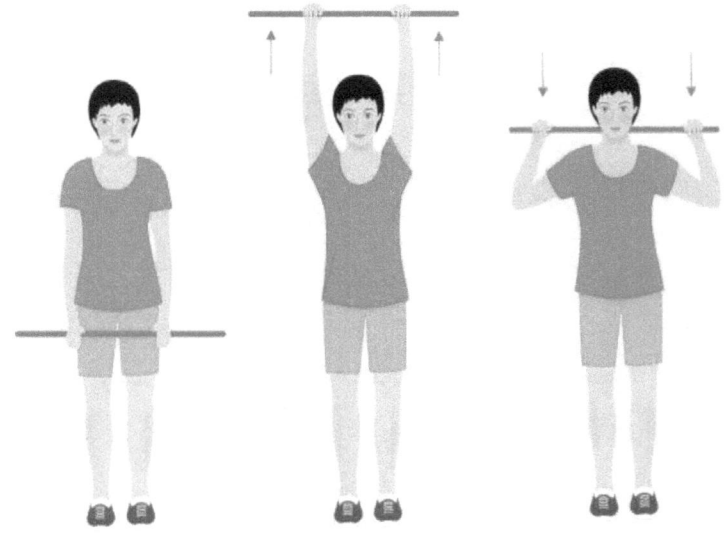

Exercice 7.

Tenez-vous avec la poignée des deux mains, soulevez-le sur la tête, bras tendus, abaissez le bâton de la tête sur les épaules, soulevez la tête, redressez les bras. Abaissez vos épaules, détendez vos muscles.

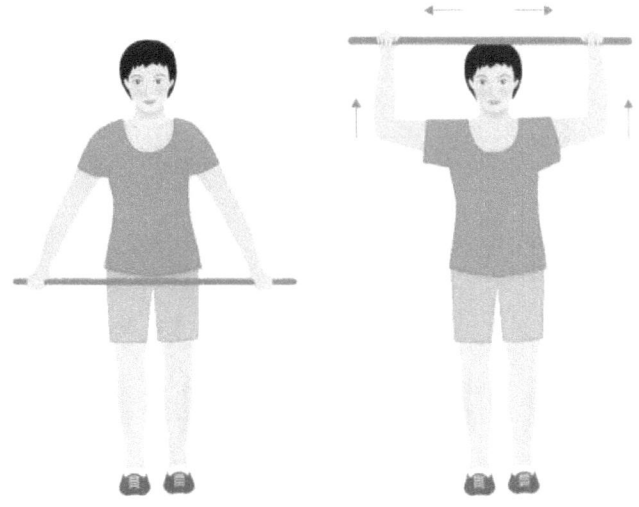

Exercice 8.

 Nous tenons le bâton à deux mains, large, au-dessus de la tête, en maintenant le niveau des bras, nous tendons les muscles, en essayant d'étirer le pôle, de maintenir la tension pendant environ 5 secondes. Abaissez vos épaules, détendez vos muscles.

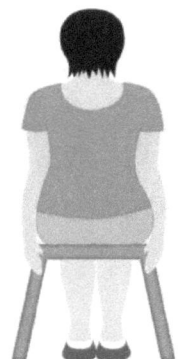 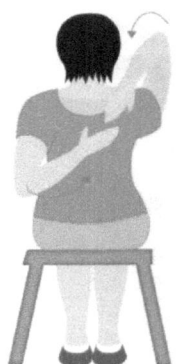

Exercice 9.

La main gauche est pliée derrière le dos, la main droite
levée. Nous essayons de toucher avec nos doigts. Répétez
en alternant 10 fois.

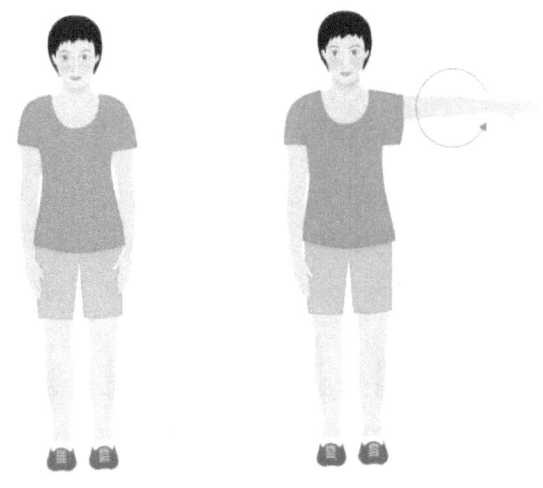

Exercice 10.

Nous allons tourner la main sur le côté, coude droit.
Circulation de l'épaule dans l'articulation de l'épaule (5 fois
dans les deux sens : intérieur et extérieur). Répétez la série
avec chaque main 10 fois.

Maux de dos et diabète - Exercice de la colonne cervicale

Pour aider à prévenir les problèmes de colonne vertébrale, nous pouvons faire une série d'exercices pour améliorer chacun de ses épisodes. Vous trouverez ci-dessous un ensemble d'exercices universels, simples et efficaces, qui peuvent être réalisés par toute personne diabétique souffrant de maux de dos. Dans cet épisode, nous présentons une série d'exercices généraux de développement de la colonne cervicale.

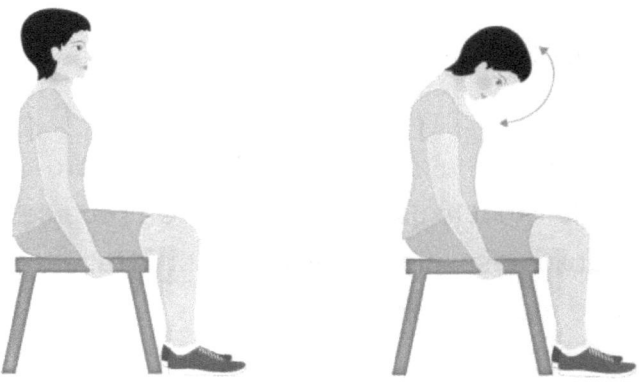

Exercice 1. Inclinaison de la tête en avant, touchez le sternum avec la barbe. Redressez la tête avec la barbe tirée vers le cou sans incliner la tête en arrière (répétez-la 10 fois).

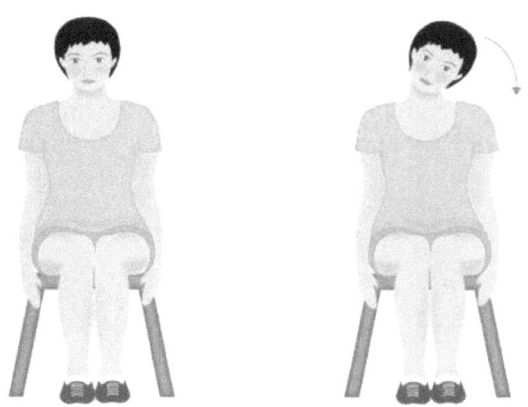

Exercice 2. L'inclinaison de la tête sur le côté, à gauche puis à droite, sans mouvements des épaules (nous le répétons 10 fois pour chaque côté).

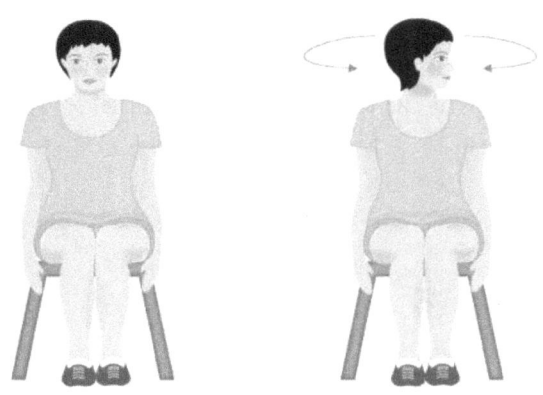

Exercice 3. Tournez la tête à gauche puis à droite, la barbe donne la direction.

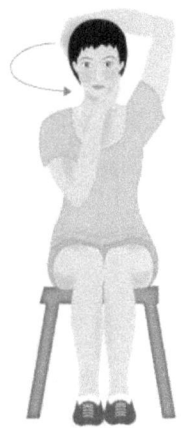

Exercice 4.

La main gauche sur la tempe du côté droit, la main droite
du côté gauche de la mâchoire soutient le menton. Dans le
virage à gauche, nous pouvons résister à la tension
pendant 5 secondes, à la relaxation et à
l approfondissement du mouvement (à répéter 10 fois pour
chaque côté).

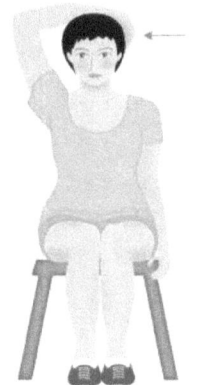 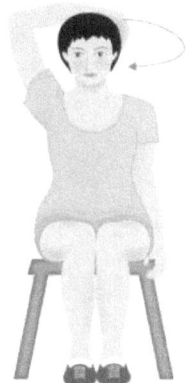

Exercice 5.

Avec votre main droite, passez la main sur l'oreille gauche et tenez le bord du fauteuil avec votre main gauche. Nous appuyons notre tête sur la main droite (sans bouger la tête) pendant 5 secondes, nous nous détendons et tirons notre tête de la main droite vers la droite (nous le répétons 10 fois pour chaque côté).

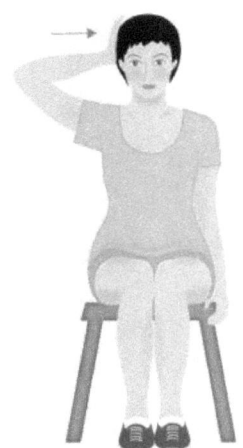

Exercice 6.

Placez la main droite sur la tempe droite. On serre les mains pendant environ 5 secondes, on se détend (répétez 10 fois de chaque côté).

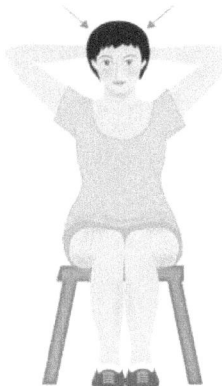

Exercice 7. Les mains s'appuient sur l'arrière de la tête. On serre les mains pendant 5 secondes, on se détend (on le répète 10 fois).

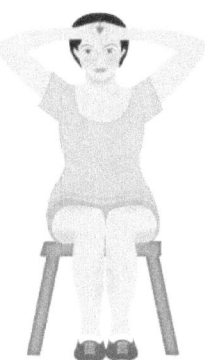

Exercice 8.

Mains jointes sur le front. Appuyez avec votre front, en résistant (sans bouger votre tête) pendant 5 secondes, détendez-vous (répétez 10 fois).

143

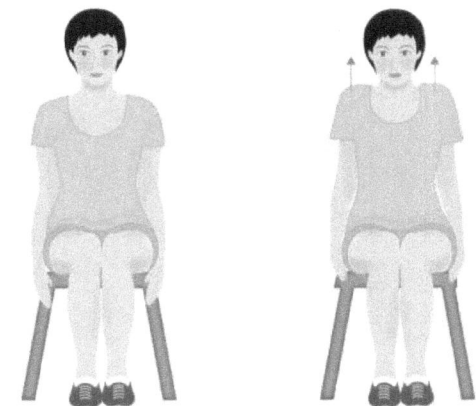

Exercice 9.

Nous levons les épaules et partons (répétez 10 fois).

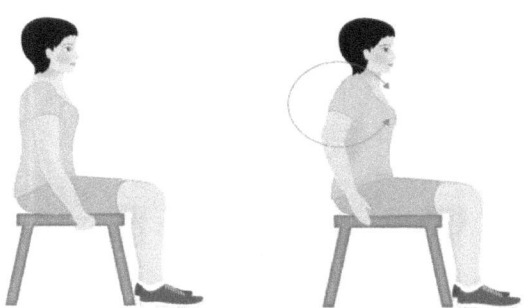

Exercice 10.

Nous roulons les épaules d'avant en arrière (nous le répétons 10 fois).

Chapitre 8 :

Diabète et situations spéciales

Diabète : Situations spéciales

L'Hypoglycémie

Qu'est-ce que l'hypoglycémie ?

L'hypoglycémie est une réduction de la glycémie ≤3,9 mmol / l (c'est-à-dire ≤70 mg / dl ; on parle alors de glycémie en alerte), quelle que soit l'apparition de symptômes hypoglycémiques, pouvant apparaître même à des taux de glycémie inférieurs ou survient quand il est encore au-dessus de la valeur normale de 5,6 mmol / L (100 mg / dL) mais a fortement chuté. Le soi-disant. L'hypoglycémie cliniquement significative est une glycémie <3 mmol / l (54 mg / dl). Une hypoglycémie sévère est définie comme tout épisode d'hypoglycémie ayant entraîné un déclin cognitif obligeant le patient à faire appel à une deuxième personne.

Quels sont les symptômes de l'hypoglycémie ?

Les symptômes de l'hypoglycémie incluent :
- Transpiration
- Se serrant la main
- Picotements autour de la bouche
- Palpitations
- Sensation de faim du loup
- Concentration altérée
- Faiblesse
- Vision floue

- Troubles du comportement tels que l'agressivité ou la gaieté.

Ces symptômes peuvent avoir différentes sévérités. En cas de diminution importante et prolongée de la glycémie, une perte de conscience peut survenir. Les symptômes de l'hypoglycémie peuvent disparaître au fur et à mesure que le diabète progresse (après plusieurs dizaines ou même plusieurs années) ; alors le seul symptôme de l'hypoglycémie est la perte de conscience. Pour confirmer l'hypoglycémie (si possible), la glycémie doit être mesurée avec un lecteur de glycémie. D'autres symptômes tels qu'une maladie cardiaque ou une baisse de la pression artérielle peuvent également provoquer des symptômes similaires.

Quelles sont les causes de l'hypoglycémie ?

Le plus souvent, l'hypoglycémie est diminuée chez les patients diabétiques sous insuline, moins souvent sous antidiabétiques oraux, tels que les sulfonylurées (Gliclazide , Glimepiride et Glipizide). L'hypoglycémie est l'un des effets secondaires de ces médicaments.

Une hypoglycémie peut survenir chez les patients diabétiques traités par insuline dans les situations suivantes :

- Ne pas manger un repas après l'injection d'insuline
- Trop faible contenu calorique du repas consommé

- Écart trop long entre l'injection d'insuline et un repas
- Absorption de l'insuline trop rapidement après l'injection (l'insuline est absorbée plus rapidement du tissu sous-cutané dans la circulation depuis des endroits chauffés, ce qui peut se produire par temps chaud ou après un bain chaud)
- Intense effort physique non planifié
- Consommation d'alcool (l'alcool est métabolisé par le foie, ce qui inhibe la production de glucose hépatique)
- Trop d'insuline.

Comment traiter avec un patient souffrant d'hypoglycémie et de rétention de conscience ?

Si des signes d'hypoglycémie se produisent et que cela est possible, le glucose doit être mesuré avec un lecteur de glycémie. Une glycémie basse (<55 mg / dl) confirme que nous avons réellement affaire à une hypoglycémie. En cas d'hypoglycémie, vous devez consommer des glucides simples (sucres) contenant 10-20 g de glucose. Il peut s'agir de sucre liquide en sachets (1 sachet contient 10 g de glucose, c'est-à-dire échangeur de chaleur à base de glucides - WW) ou de comprimés contenant du glucose (produits disponibles dans les pharmacies). Vous pouvez également manger des fruits (1 pomme moyenne, une banane moitié moyenne contient 15 g de glucides, un demi-verre de fraises - 10 g de glucides) ou 1 cuillère à soupe de confiture ou de miel, vous pouvez également boire un demi-verre de jus de fruits (contenant 10 g de glucides), du thé sucré, ou coca-cola. Après 10 à 20 minutes, votre glycémie devrait augmenter.

En cas d'hypoglycémie, évitez de consommer des produits contenant des matières grasses : chocolat, gaufrettes, barres, pain au beurre et fromage gras.

La consommation de bonbons n'est pas recommandée. Il est préférable de stocker des comprimés de glucose ou de sucre liquide dans des sachets à la pharmacie, car vous saurez ainsi combien de glucides un produit donné contient. La teneur en sucre des bonbons ordinaires est inconnue et ils se dissolvent souvent lentement. Si l'hypoglycémie entraîne une perte de conscience, le patient peut s'étouffer avec des bonbons.

Parfois, le patient pendant l'hypoglycémie est conscient mais agressif ou refuse de consommer les produits donnés. Ce n'est pas dû à la mauvaise volonté, mais aux troubles du comportement qui peuvent accompagner l'hypoglycémie. Tant que le patient est conscient et contrôle le réflexe de déglutition, donnez à manger avec de la lumière.

La personne inconsciente ne doit pas être nourrie ou mettre des liquides dans sa bouche, car cela pourrait provoquer un étouffement. Si le patient perd conscience et que l'on soupçonne que cela est dû à une hypoglycémie (le glucose peut être mesuré avec un lecteur de glycémie), il doit être placé dans une position sûre (selon les règles du secourisme) et appeler une ambulance.

Si cela est possible, un patient atteint de diabète de type 1 peut recevoir une injection de glucagon (souvent, les personnes atteintes de diabète le portent). Le glucagon est une hormone opposée à l'insuline, qui augmente les taux de glucose sanguin. Le glucagon est disponible sur ordonnance à la pharmacie sous le nom commercial GlucaGen Hypokit. L'emballage contient du glucagon en poudre dans un flacon et une seringue contenant du solvant. Avant utilisation, dissolvez la poudre en injectant le solvant dans le flacon. Une description détaillée et des instructions de dessin sont incluses dans l'emballage. Après avoir préparé (dissous) le glucagon, il doit être injecté par voie intramusculaire ou sous-cutanée (épaule, cuisse). Un paquet contient 1 g de glucagon. Une seule injection est donnée. L'administration de glucagon augmentera la glycémie chez une personne inconsciente, ce qui est extrêmement important pour améliorer la fonction des cellules cérébrales. Le glucagon peut également provoquer une reprise de conscience, mais ce n'est pas toujours le cas. Le médecin de l'ambulance administre la concentration de glucose par voie intraveineuse à l'arrivée. Si un patient qui a perdu connaissance à la suite d'une hypoglycémie, ne reprend pas conscience ni d'autres symptômes gênants, il doit être transporté à l'hôpital. L'hypoglycémie peut entraîner une perte de conscience à long terme coma hypoglycémique.

Comment prévenir l'hypoglycémie ?

Chaque patient traité avec de l'insuline devrait avoir avec lui des informations à ce sujet - un bracelet ou une note autocollante. Les personnes atteintes de diabète qui suivent un traitement à l'insuline doivent en être informées et pouvoir apporter leur aide en cas d'hypoglycémie. Parfois, les personnes atteintes de diabète ont du mal à cacher leur maladie, mais dans certaines situations, l'aide d'amis peut être indispensable. Des tests de glycémie fréquents, le respect des directives en matière d'alimentation et d'insuline et la prévention de la consommation d'alcool sont des moyens de prévenir l'hypoglycémie. Si l'incidence de l'hypoglycémie augmente, son évolution est plus grave ou conduit souvent à une perte de conscience, consultez un médecin. En cas d'hypoglycémie, il faut en analyser les causes pour éviter des situations similaires à l'avenir.

Hyperglycémie matinale

L'hyperglycémie matinale est une augmentation de la glycémie matinale (après le réveil) jusqu'à une valeur dépassant la limite supérieure de la plage recommandée, soit 70-110 mg / dl (3.9-6.1 mmol / l). Lorsque la glycémie est à 250 mg / dL (13,9 mmol / L), des symptômes tels que maux de tête, nausées et vomissements peuvent survenir.

Causes de l'hyperglycémie matinale

- Dose d'insuline basale trop faible
- Injection d'insuline basale dans une région inappropriée du corps
- Mélange insuffisant d'insuline à action intermédiaire avant l'injection
- Injection d'insuline basale dans l'hyperplasie du tissu sous-cutané
- Le soi-disant. Phénomène de l'aube
- Le soi-disant. L'effet Somogyi ou l'hyperglycémie rebond
- Manger un repas du soir et donner trop peu d'insuline avant le repas
- Moment inapproprié pour l'injection d'insuline basale
- Type d'insuline basale inadapté

L'insuline basale (basale) imite la sécrétion d'insuline basale par les cellules β du pancréas. Ces types d'insulines comprennent l'insuline humaine à action intermédiaire (insuline NPH [insuline protamine Hagedorn] neutre), ainsi que des analogues de l'insuline à action prolongée. L'insuline basale agit pendant 16 à 24 heures et maintient la glycémie entre les repas et la nuit dans les limites normales.

Si votre glycémie augmente de façon linéaire pendant la nuit, cela peut signifier que votre dose d'insuline de base est trop faible. Pour confirmer ce trouble, la glycémie doit être mesurée toutes les 2 heures la nuit. Si la suspicion est confirmée, augmentez la dose d'insuline de base pour atteindre la glycémie à jeun recommandée le matin à 70-110 mg / dl (3.9-6.1 mmol / L). Nous augmentons la dose de 1-2 j tous les 2-3 jours. Dans le même temps, afin d'éviter que l'hypoglycémie cause trop d'insuline, il faut faire attention non seulement à la glycémie à jeun, mais également à la valeur de ce paramètre dans les heures où le pic d'insuline basale se produit. Dans le cas des insulines à action intermédiaire, la dose est augmentée de sorte que le glucose à 2,00 à 3,00 la nuit a atteint 110-145 mg / dl (6,0 à 8,0 mmol / l). Si vous utilisez l'analogue d'insuline Levemir, soyez guidé par la glycémie au 3,00 à 4,00, et pour l'analogue d'insuline Lantus 4,00 à 6,00.

Injection d'insuline basale dans une région inappropriée du corps

Les insulines basales doivent être administrées dans les tissus sous-cutanés des cuisses ou des fesses (quadrant supérieur externe). L'insuline est absorbée lentement par ces zones (la plus lente par le tissu sous-cutané des cuisses), ce qui lui confère un effet optimal la nuit et le matin. L'administration d'insuline basale dans le tissu sous-cutané de l'abdomen ou des avant-bras réduit sa durée d'action. En outre, ne massez pas le site d'injection car cela accélère l'absorption d'insuline.

Mélange insuffisant d'insuline à action intermédiaire avant l'injection

Les insulines à durée d'action intermédiaire se présentent sous la forme d'une suspension. Avant de procéder à l'injection, mélangez-les soigneusement en roulant ou en tournant le stylo (stylo) entre vos mains 20 fois. Un mélange insuffisant de l'insuline peut en modifier la durée.

Injection d'insuline basale dans l'hyperplasie du tissu sous-cutané

Après de nombreuses années d'utilisation de l'insuline, une "hypertrophie" ou un épaississement du tissu sous-cutané se forme. On parle alors de lipohypertrophie : "lipo" signifie

154

tissu adipeux (et il s'agit en grande partie de tissu sous-cutané), et "hypertrophie" signifie hypertrophie.

L'administration d'insuline dans un tel épaississement peut ralentir et réduire son absorption. Cela peut entraîner des sucres inattendus. Pour éviter cela, les sites d'injection doivent être changés fréquemment et les aiguilles de stylo souvent changées. Les aiguilles émoussées endommagent le tissu sous-cutané et le revêtement en silicone endommagé de l'aiguille provoque la pénétration de substances métalliques, ce qui peut stimuler la formation d'une hypertrophie dans le tissu sous-cutané. En cas de lipohypertrophie, le site d'injection doit être modifié. Il est préférable de demander conseil à une infirmière ou à un spécialiste du diabète.

Phénomène de l'aube

Le phénomène dit de l'aube est une augmentation de la glycémie à partir de l'aube (4h00-5h00) et entraînant une augmentation significative de la concentration de glucose le matin après le réveil (180-250 mg / dl / 10,00-13,9 mmol / l). Ce phénomène se produit principalement chez les patients atteints de diabète de type 1, en particulier chez les enfants pendant la puberté. Il est associé à une sécrétion accrue d'hormone de croissance par l'hypophyse la nuit. Pour confirmer ce trouble, la glycémie doit être mesurée la nuit à 24h00, 4h00, 5h00, 6h00 et au moment du réveil. Glycémie chez 24.00 devrait être dans la norme, alors qu'à partir de 4.00 il devrait être augmenté progressivement.

Phénomène Somogyi

Le phénomène dit de Somogyi est une augmentation du glucose précédée (et indirectement) de sa diminution. Ce dernier peut passer inaperçu, ou "dormir". L'hypoglycémie augmente la sécrétion d'hormones telles que l'adrénaline qui, en provoquant certains changements métaboliques, entraîne une augmentation du taux de glucose le matin. En cas d'hyperglycémie matinale, la glycémie doit toujours être testée la nuit entre 24h00, 2h00-3h00 et 4h00- 6h00 pour déterminer le type de modifications glycémiques en cours. Si l'hypoglycémie est diagnostiquée la nuit, la dose d'insuline de base doit être réduite de 1 à 2 unités.

La consommation d'un repas du soir et une dose insuffisante d'insuline avant le repas

Le repas consommé le soir est souvent abondant (le dîner) et peut contenir une grande quantité de graisse, ce qui prolonge l'absorption des glucides jusqu'à 8 heures (notamment des plats comme la pizza, la lasagne et les casseroles). Trop peu d'insuline avant les repas peut entraîner une augmentation de la glycémie la nuit et le matin également. Si le traitement utilise des analogues à action rapide avec un repas riche en graisse (porc, fromage jaune), ils doivent être administrés avant un tel repas, puis une autre injection, environ la moitié de la première dose, après environ 2,5 heures. Dès le début du repas.

Temps inadéquat pour l'injection d'insuline basale

L'insuline basale doit être administrée tous les jours à la même heure. Une injection trop précoce peut entraîner une diminution de l'activité de l'insuline le matin.

Délais d'insuline optimaux :

- Insuline à action intermédiaire et Levemir : 22h00-23h00 (heure préférée plus proche de 23h00)
- Lantus : heures 19.00-20.00

Type d'insuline basale inadapté

Si votre glycémie nocturne atteint 90-108 mg / dl (5,0-6,0 mmol / L) tout en augmentant votre dose d'insuline intermédiaire et si votre glycémie à jeun est toujours trop élevée, vous devez envisager de modifier votre insuline intermédiaire. Action analogique à action prolongée. Si cela ne produit pas l'effet souhaité, vous devez envisager un traitement utilisant une pompe à insuline personnelle.

Erreurs lors de l'injection d'insuline

J'ai oublié de prendre de l'insuline ! Que faire

Insuline pré-repas

Les personnes qui souffrent de diabète depuis longtemps et pendant plusieurs années, voire plusieurs dizaines d'années, administrent plusieurs injections d'insuline chaque jour, oublient parfois d'injecter le produit ou confondent son type. Si le patient réalise immédiatement après un repas qu'il n'a pas injecté d'insuline d'avant le repas, il doit le faire immédiatement en utilisant la dose d'insuline qu'il aurait dû injecter avant le repas ou une réduction de la dose de 1 à 2 unités peut être envisagée. -2 heures) à compter de la fin du repas, donner la moitié de la dose prévue. Si plusieurs heures se sont écoulées, vous devez mesurer votre glycémie et si vous ne prévoyez pas de repas, vous devez recevoir une dose de correction de 2 à 4 U ou augmenter la dose d'insuline de 2 à 4 U avant votre prochain repas. Parfois, vous ne savez pas si vous vous êtes injecté de l'insuline. Dans cette situation, vous ne cevez pas donner d'insuline, vous devez attendre 2 heures après un repas et mesurer votre glycémie. Si la glycémie est élevée, c'est-à-dire. Si une dose est oubliée, elle doit être traitée comme décrit ci-dessus (en suivant les étapes appropriées en fonction du temps écoulé depuis le moment où la dose d'insuline doit être administrée).

Insuline basale

Si aucune insuline basale n'est injectée, le traitement dépend du type d'insuline et du temps écoulé depuis la dose oubliée.

- **Insuline à action indirecte et à action prolongée (NPH).**
  Si le patient oublie de sauter la dose d'insuline avant 2 heures du soir, 20 à 30% de la dose d'insuline intermédiaire prévue doivent être administrés, ou bien la dose doit être réduite de 1 à 2 unités pour chaque heure écoulée depuis le moment habituel d'injection de cette insuline. Si vous vous souvenez plus tard ou s'il vous reste moins de 5 heures avant le réveil habituel, vous devez mesurer votre glycémie et (en fonction du résultat), vous pouvez administrer 1/3 ou 1/4 de la dose intermédiaire d'insuline. Insuline (NPH) ou pré-repas à une dose correctrice. Après le réveil, l'insuline est injectée comme lors d'une journée normale.

- **Analogue à action prolongée**
  Si un patient se rend compte au bout de quelques heures qu'il a oublié d'injecter de l'insuline, il doit administrer la dose prévue d'insuline à action

159

prolongée, qui peut éventuellement diminuer de 1 à 2 unités. Si une période plus longue s'est écoulée, donnez la moitié de la dose prévue d'insuline à action prolongée et (après avoir mesuré la glycémie), correction de l'insuline avant le repas. Si ce n'est que le matin que le patient réalise qu'il a oublié une dose d'insuline à action prolongée le soir, il doit injecter la moitié de la dose de Lantus ou de Levemir le matin. Toutefois, si Levemir est utilisé deux fois par jour, la dose habituelle prévue doit être administrée le matin et en raison de l'hyperglycémie matinale augmentera probablement la quantité d'insuline d'avant le repas par une dose de correction.

Il est à noter que dans le monde, il existe des stylos à insuline (stylo) qui ont la mémoire de l'administration de la dernière dose d'insuline, très utile pour les personnes atteintes de diabète de longue durée.

Je me suis trompé d'insuline !

Injection accidentelle avant le repas au lieu de l'insuline basale

Vous injectez de l'insuline avant le repas (insuline à action brève ou un analogue à action rapide), prenez un repas plus copieux que d'habitude à la place de l'insuline basale et injectez-y de l'insuline basale normalement. Si l'insuline injectée par erreur était de l'insuline humaine à action brève, vous devriez en outre manger une collation (une tranche de pain avec de la charcuterie ou du fromage cottage) pendant environ 2,5 à 3 heures. Depuis l'injection d'insuline. Il convient de rappeler que l'insuline humaine à action brève peut réduire la glycémie de 8 heures au maximum. C'est une bonne idée de régler une alarme pour mesurer votre glycémie environ 7 heures. Après l'injection d'insuline. Lors de l'injection d'un analogue à action rapide la glycémie doit être mesurée environ 3 heures après l'administration et si le résultat indique une glycémie basse, vous devriez également manger une collation.

Injection accidentelle d'insuline basale au lieu d'insuline avant le repas

Si l'insuline basale a été injectée par erreur au lieu de l'insuline avant le repas le soir, le traitement dépend de la dose et de l'heure à laquelle l'erreur a été détectée. Si la dose était inférieure à la dose d'insuline basale habituelle, injectez la quantité manquante pour éviter l'hyperglycémie matinale et envisagez une dose d'insuline avant le repas de 2 à 4 U ou plus, en fonction du glucose et de la taille du repas pris. Si l'erreur a été détectée tardivement et que la dose d'insuline basale était inférieure à la normale, 20 à 30% de la dose d'insuline basale prévue et, si nécessaire,

161

une dose de correction d'insuline avant le repas peut être injectée. Si la dose d'insuline basale administrée par erreur avant un repas était similaire à la dose prévue, vous ne devriez pas l'injecter à ce moment-là. Si c'est Insuline humaine de durée moyenne (NPH), vous devez injecter 2 à 4 U d'insuline avant le repas ou plus, en fonction de votre glycémie et de la taille de vos repas, et si vous disposez de plus d'insuline (Levemir ou Lantus) - environ 4 à 6 U., car ces insulines ne réduisent pas complètement la glycémie après 4 heures. De l'injection.

Dans les erreurs mentionnées ci-dessus, réglez le réveil par sécurité, afin d'effectuer un contrôle glycémique 2-3 fois la nuit. Si vous injectez accidentellement de l'insuline, vous devez toujours vérifier votre glycémie et la contrôler plus souvent au cours des prochaines heures.

Acidocétose

L'acidocétose est un trouble métabolique provoqué par des taux élevés de glucose dans le sang, qui entraînent une production excessive de corps cétoniques (substances acides dans le corps). L'acidocétose est plus fréquente dans le diabète de type 1 que dans le diabète de type 2, elle affecte donc généralement les patients jeunes. L'acidocétose est due à un déficit en insuline, qui entraîne une augmentation significative de la glycémie, appelée hyperglycémie. L'hyperglycémie, à son tour, entraîne de nombreux troubles métaboliques qui se produisent lors d'une production excessive de corps cétoniques et d'une déshydratation importante. Pour se défendre contre les taux élevés de glucose sanguin, le corps stimule le centre de la soif dans le cerveau et augmente la miction pour éliminer l'excès de glucose. Cependant, si votre débit urinaire est supérieur à votre consommation de liquide, cela conduit à la déshydratation. L'acidocétose se développe en quelques heures.

Symptômes de l'acidocétose

- Mal de tête
- Nausées et vomissements
- Fatigue
- Faiblesse
- Bouche sèche
- Uriner beaucoup
- Miction de nuit
- Soif

Causes de l'acidocétose

- Diabète de type 1 non détecté et fraîchement détecté - l'acidose est très fréquente lorsque le diabète est diagnostiqué

- Cessation de la prise d'insuline par un patient déjà diagnostiqué avec un diabète de type 1

- Blocage de l'injection sous-cutanée ou du drainage dans la pompe à insuline ou défaillance de la pompe

- Infection (pharyngite, grippe, infection des voies urinaires)

- La grossesse chez les femmes atteintes de diabète de type 1, même à une glycémie légèrement élevée, peut stimuler la formation rapide de corps cétoniques

- Maladies graves aiguës : crise cardiaque, accident vasculaire cérébral

- L'abus d'alcool

Chaque augmentation de la glycémie ne provoque pas nécessairement une acidocétose. Habituellement, une dose supplémentaire de correction d'insuline ramènera votre glycémie à la normale. Néanmoins, une persistance du glucose> 250 mg / dl (14 mmo / L) pendant plusieurs heures peut entraîner le développement d'une acidocétose.

Le risque d'acidocétose est mis en évidence par l'apparition de corps cétoniques dans l'urine ou le sang. La présence de corps cétoniques (appelés acétone) peut être déterminée à l'aide de bandelettes réactives (Keto-Diastix) à la maison. Un tel test peut être effectué dans un échantillon d'urine à tout moment du jour ou de la nuit. Les courroies Keto-Diastix peuvent être achetées à la pharmacie pour un paiement complet sans ordonnance et peuvent également être achetées avec un remboursement. Toutes les personnes atteintes de diabète devraient en avoir. Il existe également des glucomètres sur le marché qui peuvent être utilisés pour mesurer les taux de cétone dans le sang en plus du glucose sanguin. Malheureusement, le coût des bandelettes pour déterminer la concentration de corps cétoniques dans ces compteurs est assez élevé et elles ne sont pas remboursées.

Généralement, lorsque la glycémie est supérieure à 250 mg / dl (14 mmo / l), en plus du glucose dans l'urine, les corps cétoniques peuvent déjà être détectés (parfois, ils apparaissent uniquement lorsque la glycémie est élevée). Leur présence indique une acidocétose en développement. Cette condition est une indication d'hospitalisation. Avant de faire appel à un professionnel de la santé, buvez de l'eau minérale plate et recevez une dose correctrice supplémentaire d'insuline à action brève ou d'un analogue à action rapide. L'hôpital utilise l'hydratation intraveineuse (perfusions de solution de NaCl à 0,9%) et l'administration d'insuline par voie intraveineuse (l'insuline en deshydratation du corps est mal absorbée par le tissu sous-cutané), ainsi que les préparations intraveineuses de potassium. Non traitée, l'acidocétose peut conduire à un coma cétone, qui met la vie en danger.

Vaccination des adultes diabétiques

Les patients diabétiques ont un risque accru d'infection, y compris infection infectieuse des voies respiratoires inférieures. Les infections chez les diabétiques peuvent être plus graves et entraîner une décompensation du diabète. Ils courent également un risque plus élevé de décès prématuré en raison de maladies infectieuses. C'est pourquoi diverses sociétés scientifiques recommandent la vaccination dans leurs directives pour le diabète. Une attention particulière doit être portée à la vaccination contre la grippe, le pneumocoque et l'hépatite B. Les patients diabétiques courent un plus grand risque d'hospitalisation associé à la grippe que les patients non diabétiques. Les données d'études observationnelles sur l'efficacité de la vaccination antigrippale contre le diabète et d'études sur d'autres groupes à risque, ainsi que sur l'innocuité de cette vaccination chez l'adulte, ont permis de recommander la vaccination antigrippale contre le diabète par diverses sociétés scientifiques et groupes d'experts.

Selon des données américaines, le risque de contracter l'hépatite B est environ 2 fois plus élevé chez les adultes diabétiques que chez les non diabétiques. Le diabète est également l'un des facteurs de risque d'infection invasive à pneumocoque (ICHP). Chez les patients diabétiques, le risque de CIPh et de pneumonie à pneumocoque a été multiplié par 4.

Recommandations

Les vaccinations des diabétiques sont recommandées (payantes), et les vaccinations contre l'hépatite B, la grippe et les pneumocoques sont particulièrement indiquées chez les diabétiques. L'OSP polonaise recommande la revaccination des diabétiques qui, après la primovaccination contre l'hépatite B, n'ont pas produit d'anti-HBs à une concentration ≥ 10 UI / L. Il convient de rappeler qu'au fil du temps après la primo-vaccination, les taux d'anti-HBs diminuent, même chez les personnes qui ont répondu correctement à la vaccination. Par conséquent, il est préférable d'évaluer la réponse vaccinale au plus tard un à deux mois après l'achèvement du schéma de base, ce qui permettra une interprétation fiable du résultat.

Tableau. Vaccination des adultes diabétiques

Vaccination contre	Est-ce conseillé ?
L'hépatite B	Oui. La vaccination doit être effectuée sur des personnes non vaccinées ou précédemment vaccinées.
Grippe	Oui. La vaccination doit être effectuée chaque année, de préférence en automne, avant le début de la saison épidémique de la grippe.
Pneumocoque (PCV-13, PPSV-23)	Oui. Les diabétiques devraient recevoir le VPP-23. Les personnes de moins de 65 ans doivent recevoir une deuxième dose d'au moins 65 ans - au moins 5 ans après la dernière vaccination avec le PPSV-23. Les patients présentant une immunodéficience et les personnes de 65 ans et plus doivent également recevoir le vaccin PCV-13. Si les deux vaccins sont indiqués, PCV-13 doit être administré en premier.
L'hépatite A	Peut - être. L'indication de la vaccination est un risque accru d'hépatite A.
HPV	Peut - être. La vaccination chez les femmes adultes est considérée individuellement.

MMR	Peut - être. Les patients non immunisés doivent recevoir 2 doses de ROR (à au moins 4 semaines d'intervalle). Ne pas utiliser chez les personnes immunodéprimées.
Méningocoques (MCV-C, MCV-4, protéine dirigée contre le méningocoque du groupe B)	Peut - être. La vaccination est recommandée pour les personnes atteintes de certaines maladies chroniques, se rendant dans des zones d'endémie méningococcique ou présentant un risque accru de contracter en raison de leur lieu de travail.
dTpa, Td Difteria, tétanos, tosferina	Peut - être. Les adultes vaccinés doivent recevoir un rappel de Td tous les 10 ans. Une de ces doses doit être remplacée par dTpa, en particulier pour les personnes en contact, y compris les professionnels, avec les nouveau-nés et les nourrissons. Les personnes qui n'ont pas reçu ≥ 3 doses de vaccin antitétanique et de vaccin antidiphtérique doivent subir une primo-vaccination. La vaccination peut être nécessaire si la plaie est blessée ou sale.
Poliomyélite (IPV)	Peut - être. La vaccination est recommandée pour les personnes non vaccinées soumises à la vaccination obligatoire, en particulier celles se rendant dans les zones d'endémie de la maladie.
Varicelle	Peut - être. Les personnes qui n'ont pas eu la variole ou qui n'ont pas été vaccinées contre la variole doivent recevoir 2 doses du vaccin, à ≥ 6 semaines d'intervalle. Ne pas utiliser chez les personnes immunodéprimées.

dTpa - un vaccin comprenant un tétanos toxoïde et des doses réduites d'anatoxine de la diphtérie et du composant acellulaire anticoquelucheux HPV - virus du papillome humain IPV - Vaccin inactivé contre la poliomyélite , MCV-C - vaccin conjugué contre le groupe C méningococcique MCV-4 - vaccin conjugué 4-valent méningocoques, vaccin ROR - vaccin contre la rougeole, les oreillons et la rubéole, PCV-13 - vaccin conjugué contre le pneumocoque à 13 valences, PPSV-23 - vaccin contre le pneumocoque polysaccharidique à 23 valences, Td - vaccin contre le tétanos et la diphtérie, hépatite - hépatite virale.

Le Comité consultatif américain sur les pratiques d'immunisation (ACIP) recommande la vaccination contre la grippe avec le diabète pendant de nombreuses années. Ces patients prennent également en compte les recommandations de l'ACIP pour la vaccination contre le pneumocoque. Les adultes diabétiques devraient recevoir le VPP-23 et, pour les personnes de plus de 65 ans, le VPC-13 est également indiqué.

Les vaccins protecteurs ont également été inclus dans les recommandations de l'Association polonaise du diabète (PTD). Les enfants diabétiques doivent être vaccinés conformément au programme de vaccination préventive. Le PTD recommande la vaccination annuelle contre la grippe pour les personnes> 6. Mois. La PTD indique également qu'il est nécessaire de capturer activement les personnes (quel que soit leur âge) qui ne soient pas vaccinées contre l'hépatite B et de compléter la vaccination, ainsi que d'encourager la vaccination contre la varicelle, cette maladie pouvant entraîner une grave décompensation du diabète.

www.ingramcontent.com/pod-product-compliance
Lightning Source LLC
Chambersburg PA
CBHW051347280526
45784CB00007B/2851